FRANCESCO PEVERINI

È FACILE DORMIRE SE SAI COME FARLO

BUR Rizzoli varia

ISBN 978-88-17-08718-6

Prima edizione BUR Varia marzo 2016

Realizzazione editoriale: Librofficina, Roma

È FACILE DORMIRE SE SAI COME FARLO

a Kikka, Kelly e Kleopatra

INTRODUZIONE

Gli uomini sono forse tra i mammiferi più fortunati del pianeta.

Grazie a una lunga e faticosa evoluzione e capacità di adattamento ai diversi ambienti, possono infatti decidere – guerre e cataclismi permettendo – di andare a dormire quando desiderano, confidando seriamente di potersi svegliare al mattino, di non diventare l'antipasto o la cena di qualche predatore e di non farsi tormentare dal freddo.

L'uomo ha smesso di lottare strenuamente al solo fine di sopravvivere e riprodursi e non è più costretto a dormire per fugaci tratti del giorno e della notte, ma ha via via acquisito le conoscenze per limitare molti dei più importanti pericoli per la propria esistenza.

Ma se gli elementi naturali e i predatori sono quasi sempre felicemente sotto controllo e solo grandi imprevisti costringono a lunghe veglie, come mai, al giorno d'oggi, gran parte delle persone fatica a dormire e a riposare?

Anche se in media trascorriamo un terzo della vita dormendo (o nel tentativo di riuscirci), il sonno è diventato un vero lusso, desiderato e apprezzato da chi gode poco o per nulla di questa impalpabile ma infinita e reale ricchezza.

Di fatto, trattando la "quantità" di sonno trascorso, dormiamo meno e peggio rispetto al passato: accade al 40% degli adulti e purtroppo al 70% dei bambini e degli adolescenti. Si tratta di una drastica riduzione della durata totale di sonno. I bambini dormono in media un'ora e mezza meno di quanto i loro coetanei facessero vent'anni fa. Una semplice adeguata durata del sonno, invece, migliora lo sviluppo cognitivo del bambino e allontana il rischio di obesità infantile.

Ma anche la "qualità" del sonno può essere alterata se durante il riposo accade qualcosa a nostra insaputa, come nel caso delle apnee notturne o dei movimenti involontari delle gambe o nei fenomeni come il sonnambulismo.

Il quadro clinico descritto semplicisticamente come "disturbo del sonno" segue un criterio troppo generico per valutare un fenomeno che invece è molto diversificato e complesso. Il sonno deve essere osservato sia nella durata, che può essere modificata per scelte culturali e lavorative o per insonnia (un sonno insoddisfacente a causa della difficoltà a addormentarsi o a rimanere addormentati, come nel caso dei risvegli anticipati), sia definendo la qualità del riposo notturno, che è del tutto indipendente dalla nostra volontà, e che può essere reso inefficace da possibili alterazioni delle diverse fasi che ne compongono la struttura.

Purtroppo, i dati relativi alla compromissione di un sonno regolare sono caratterizzati da un trend in crescita. Circa il 20% degli italiani soffre di un disturbo del sonno (ne sono codificati oltre novanta), ma non è ancora accettata l'idea di rivolgersi a un medico per discuterne. E non è un dato sempre imputabile al paziente.

La sola insonnia colpisce, almeno in un'occasione nel corso della vita di un individuo, non meno del 40% delle persone (e riguarda circa un terzo degli adulti esaminati). Per fortuna la maggior parte dei casi si risolve spontaneamente. Ma per molti individui, oltre otto milioni in Italia, l'insonnia si protrae per periodi superiori all'anno, talora per diversi anni, incrementando la sua incidenza con il progredire dell'età.

Tanti, troppi soggetti, tentano soluzioni empiriche al problema e acquistano farmaci, prodotti da banco o sostanze in erboristeria senza prescrizione medica. Un incauto atteggiamento "fai da te", che raramente conduce alla soluzione del problema; piuttosto lo cronicizza. Che sia un problema sociale lo testimoniano dati economici di spesa: la mancanza di riposo determina un costo annuo in farmaci induttori di sonno prudentemente attestato a circa cinquecento milioni di euro.

Ma non c'è solo l'insonnia. La sindrome delle gambe senza riposo è la seconda causa di alterato sonno notturno (colpisce con diversi livelli di gravità circa il 5% della popolazione); in questo caso è molto frequente il ritardo di diagnosi e spesso paziente e medico non riconoscono i sintomi.

Il sonnambulismo, poi, un fenomeno del comportamento notturno che si traduce nello svolgimento di azioni complesse mentre si è addormentati (come sedersi sul letto, parlare, alzarsi e camminare), è il disturbo del sonno più frequente nell'età evolutiva: fino al 30% dei bambini ne ha sperimentato almeno una volta un episodio. Più raramente si presenta o si prolunga in età adulta (con un'incidenza del 2% nella popolazione).

La sindrome delle apnee notturne e in particolare le apnee ostruttive in sonno (i medici le definiscono OSAS) sono un importante quanto subdolo quadro clinico che colpisce almeno due milioni di italiani; si tratta di un grave disturbo del sonno, di cui il paziente è spesso del tutto inconsapevole, caratterizzato da russamento ed episodi ricorrenti di parziale o completa ostruzione delle prime vie aeree, associato a notevoli ripercussioni sulla salute.

L'OSAS non accorcia il sonno ma ne frammenta la normale struttura, determinando grave sonnolenza diurna e i temuti colpi di sonno alla guida (causa del 20% circa degli incidenti, di cui un terzo attribuibile all'OSAS) e durante il lavoro.

È un problema di grandi dimensioni: colpisce il 40-50% dei pazienti con patologia cardiaca, il 40% dei soggetti diabetici e almeno il 50% degli obesi.

Da sempre sottodiagnosticata, misconosciuta e poco trattata, l'OSAS continua a produrre patologie e costi sociali intollerabili.

Non sono meno rilevanti i disturbi del sonno che interessano i lavoratori turnisti e in generale quelli impegnati ventiquattr'ore su ventiquattro in attività di grande responsabilità verso terzi (controllori di volo, addetti alla circolazione dei treni, responsabili di centrali elettriche). Per loro è stata calcolata una perdita quotidiana di sonno di almeno due ore e quasi sempre la necessità di dormire non coincide con gli impegni lavorativi. Tendono più di altri all'aumento del peso corporeo e al peggioramento del metabolismo (nei casi di diabete, per esempio).

Nonostante la scoperta di terapie semplici ed efficaci, il vero problema dei disturbi del sonno è il loro scarso riconoscimento associato alla mancata diagnosi, che porta alla loro inadeguata prevenzione e trattamento.

Gli effetti non diagnosticati e non riconosciuti dei disturbi del sonno sono fonte di grande disagio e riducono la durata della vita di un'infinità di persone; con rammarico osserviamo come spesso gli stessi medici guardino agli effetti della privazione di un sonno efficace come a un fenomeno quasi inevitabile, pur essendo loro stessi, molto spesso, vittime di insonnia o apnee notturne.

Gli esempi di un'interferenza acuta con il sonno, naturalmente in una condizione ottimale di pace, sono innumerevoli: orari di lavoro, notizie ritenute importanti o inquietanti, chiamate notturne, preoccupazione per esami o viaggi, temperatura non adeguata, rumori ambientali e luci, spazi piccoli e sovraffollamento, odori, lutti, perdita di lavoro o prepotenze subite, innamoramento e amore non corrisposto, gioia, paure, ansie, povertà, affari, clima, mancanza di salute, grave malattia.

In molti, troppi, al risveglio, pur avendo dormito un numero considerevole di ore, sono invece ancora stanchi e il loro riposo notturno non ha dato i risultati sperati.

Il riposo e il ristoro dalle fatiche del giorno sono inconsapevolmente ritenuti come impliciti, correlati al semplice atto di coricarsi e addormentarsi; in altre parole, dovuti.

Come se esistesse una condizione vincolante – un patto biologico – in grado di garantirci automaticamente un diritto inalienabile di cui non ci si deve dare pensiero.

Senza sapere attraverso quale meccanismo ciò avviene, senza conoscere (se non raramente) gli automatismi biologici che provvedono al sonno e al riposo, si confida che, riaperti gli occhi, il nostro corpo e la nostra mente siano pronti ed efficienti, ricaricati e rigenerati per affrontare una nuova giornata, con tutte le sue sfide e vicissitudini.

Ma molte volte tutto questo non funziona.

È un enigma irrisolvibile, di cui possono parlare solo alcuni addetti ai lavori o è giunto il momento di riflettere e apprendere qualcosa che ci riguarda così tanto da vicino?

E per farlo è indispensabile sottoporsi a studi di medicina o c'è la possibilità di capire almeno i tratti fondamentali del nostro rapporto con il sonno e il sogno?

PRIMA PARTE
Capire il sonno

1

IL SONNO: PERCHÉ È INDISPENSABILE DORMIRE

Perché abbiamo bisogno di dormire?

Non è semplice, tantomeno breve, rispondere alla domanda.

Chi non ha un buon risveglio o non dorme a sufficienza, ha la spiacevole sensazione che qualcosa di veramente importante non si sia verificato, e si sente quasi assalito dalla luce del mattino, tormentato dall'idea di alzarsi dal letto e angosciato dal pensiero di dover affrontare una nuova giornata senza le energie necessarie.

Talora ha mal di testa, torpore muscolare, disturbi digestivi che durano per ore dopo il risveglio. Percepisce comunque rapidamente di non aver tratto dal sonno il beneficio atteso e il benessere dovuto. Una buona dormita è una necessità biologica di cui si è pienamente e istintivamente consapevoli e ci rendiamo conto con facilità di quando non abbiamo dormito in modo sufficiente e ristoratore. E questo avviene non tanto e non solo per la durata del sonno, che paradossalmente in alcuni casi è anche più lungo del normale, ma per la scarsa qualità del sonno stesso; il disagio si esprime poi con l'intenso bisogno di dormire ancora o di farlo appena possibile, nel tentativo di ripristinare quell'equilibrio che sembra sfuggire.

Ma è veramente necessario dormire?

E quanto?

Le persone di solito non sono informate di quanto e perché sia necessario dormire, né di cosa accada veramente durante il sonno.

Durante le mie visite mediche con i pazienti affetti dai disturbi del sonno, provo spesso a semplificare la spiegazione sul sonno partendo da altre realtà meglio conosciute.

Tutti noi sappiamo che una serie di comportamenti naturali sono assolutamente indispensabili per vivere, come bere, mangiare, riprodursi. Ebbene anche il sonno è tra questi.

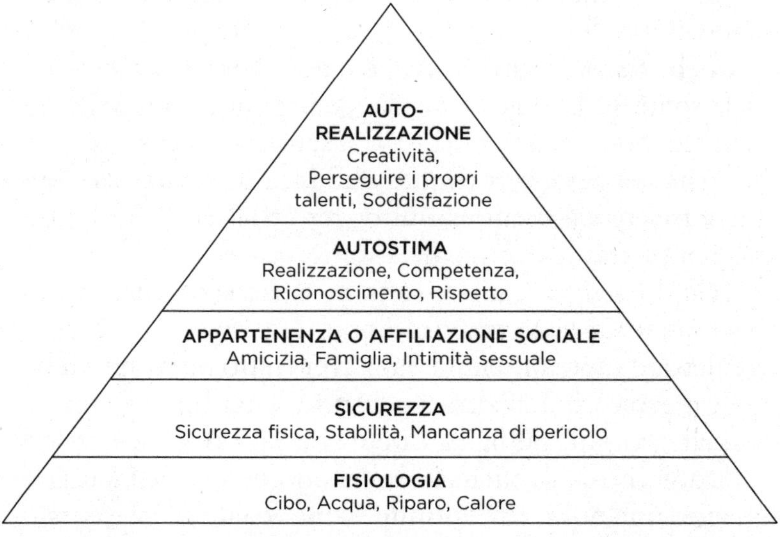

Figura 1. La piramide dei bisogni di Maslow.

Per riposare, infatti, non è sufficiente sdraiarsi o rimanere inattivi, anche per ore. È indispensabile dormire. Il sonno rientra, perciò, tra i cosiddetti bisogni "fisiologici" che, come illustrato nella piramide dei bisogni di Maslow, si trovano alla base di tutti gli altri e sono dunque imprescindibili per il raggiungimento dei bisogni dei livelli superiori, da quelli di sicurezza, di appartenenza o affiliazione sociale, fino ad arrivare al vertice della piramide con i bisogni di autostima e auto-realizzazione.

Ma così come mangiare non si esaurisce nel semplice ingurgitare cibo, porto a paragone il ben noto processo digestivo – sinteticamente suddiviso in masticazione, digestione gastrica, trasferimento nell'intestino, assimilazione e infine eliminazione – alle diverse fasi in cui è articolato il sonno.

Avremo così una fase di addormentamento, una fase di sonno leggero seguita da una di sonno profondo e una fase, meno chiara ma più suggestiva, di sogno; e tutto si ripete normalmente quattro o cinque volte per notte. Ecco in poche parole la struttura – l'architettura – del sonno.

Il sonno e la digestione. Un paragone grossolano, ma efficace.

Comprendere la struttura del sonno è indispensabile per affrontare e rendere più efficace qualsiasi cura.

Tornando per un attimo ai motivi per cui si dorme, preferisco esaminare la questione in un modo diverso. Proviamo a riflettere specularmente e iniziamo a prendere maggiore consapevolezza dell'altra faccia della medaglia: la coscienza dello stato di veglia.

E quindi: siamo pienamente consapevoli di quali siano i processi che portano dal sonno al risveglio?

La natura e il risveglio

Tutto prende le mosse dall'ambiente in cui viviamo: questo pianeta, con i suoi movimenti nel cielo e il suo alternarsi di luce e buio.

Al mattino è la luce l'elemento più importante: i raggi del sole raggiungono i nostri occhi filtrando fra le persiane, le tende, gli infissi; attraversano le palpebre e vengono "identificati" da una struttura dell'occhio chiamata retina, un'espansione del nervo ottico.

Il nervo ottico è come un "cavetto" vivente che collega la nostra webcam (l'occhio) al cervello; situato nella parte posteriore del bulbo oculare, realizza una mirabile struttura anatomica simile a un piccolo radar (la retina appunto), che invia segnali alle zone del cervello dedicate alla visione e permette di acquisire (ma non trasmettere...) le immagini.

Indipendentemente dalla nostra volontà, la luce del mattino arriva al cervello e attiva una serie di passaggi chimici e una produzione di sostanze (ormoni come quelli tiroidei e il cortisolo) che riportano all'improvviso e piacevolmente a una dimensione di attività, a una nuova giornata.

Si esce dalle cosiddette "braccia di Morfeo".

La luce ci rende finalmente svegli e vigili. Ma cosa si trova al momento del risveglio?

La coscienza dello stato di veglia

In generale siamo vivi e consapevoli di esserlo.

In altre parole abbiamo piena *coscienza* di essere svegli: siamo "vigili" e attenti. Possiamo lucidamente pensare, agire, sperare, avvertire odori, suoni, sapori, vedere, intendere ciò che ci circonda, soffrire e gioire, riflettere su noi stessi, giudicare secondo il nostro senso morale. Avvertiamo i nostri bisogni, dai più elementari ai più complessi e articolati.

La stessa definizione di coscienza è immediatamente sentita in quanto "sappiamo" di avere una vita mentale organizzata e ben distinguiamo tra condizione "conscia" e "inconscia". Siamo in grado, a partire da una certa età, di pianificare e fare ragionamenti sul futuro, di percepire un problema e tentare di risolverlo. Oggi possiamo parlare di intelligenza artificiale, tuttavia ciò che le mancherebbe sarebbe proprio la coscienza.

Alcuni tumori, malattie mentali e patologie degenerative (per esempio l'Alzheimer) o infettive del cervello, portano a una progressiva perdita di coscienza. E anche i diversi tipi di coma (da quello farmacologicamente indotto a quello irreversibile) sono sempre perditc più o meno gravi e definite dello stato di coscienza.

E il sonno?

È paragonabile a questi stati di perdita di coscienza? Può essere assimilato a un'anestesia o a una sedazione? Oppure a uno stato ipnotico?

O ci troviamo di fronte a qualcosa del tutto simile alla coscienza vigile propria della veglia, ma di fatto estremamente diversa, in quanto il cervello agisce senza che noi ne avvertiamo il lavoro?

Cos'è il sonno e a che servono le ore trascorse addormentati

L'importanza e la necessità del sonno nel regno animale pongono problemi di varia natura: comportamentali, psicologici, fisiologici, di relazione con alcune patologie.

Il sonno è un comportamento istintivo che come tale deve essere semplicemente soddisfatto?

O è qualcosa di più complesso?

Dagli anni Cinquanta del secolo scorso, si è cominciato a interrogarsi non solo sul come ma anche sul perché del sonno. Il sonno fu visto quindi come una necessità, al pari di altri bisogni vitali per realizzare i quali l'uomo e gli animali attuano un numero rilevante di azioni, in questo caso al fine di riuscire a dormire e proteggersi in tale condizione.

Ma la scoperta di due fasi del sonno ampiamente distinte per attività elettrica cerebrale e funzioni (la fase REM e non-REM che saranno descritte di seguito) ha introdotto nuovi scenari affascinanti: in primo luogo il sonno non è un processo biologico uniforme; poi, non tutto il nostro sonno servirebbe a "consumare" questo bisogno essenziale. La sua realizzazione rimarrebbe relegata essenzialmente alla fase REM, mentre la veglia e il resto del sonno sarebbero la fase preparatoria o appetitiva.

Cosa avviene durante il sonno da renderlo così necessario?

Noi dormiamo ma il cervello sicuramente no: nel sonno si passa da un'attività – la veglia – a una serie di funzioni che invece si ignorano.

Il cervello "decide" ogni notte di produrre singolari situazioni biologiche, senza lo sviluppo delle quali non si potrebbe letteralmente vivere.

Il sonno, in sostanza, non è assolutamente una fase che possiamo definire statica ma un processo estremamente vitale.

L'apparente immobilità di un individuo nasconde invece una serie di condizioni che ci porta progressivamente a rilassare i muscoli, a variare l'azione degli ormoni e di tante molecole nel sangue e nel cervello.

Bisogna infatti pensare al cervello come a una macchina che non si ferma mai, allo stesso modo del corpo umano con le sue attività metaboliche, che possono tutt'al più solo rallentare; il cervello ha un insopprimibile bisogno di agire e lo fa, di notte, in una dimensione diversa da quella diurna.

Perdita di tempo o ricarica indispensabile?

Mentre si dorme, siamo senza dubbio più vulnerabili e per certi versi estremamente improduttivi: queste almeno erano nel passato alcune idee sul sonno.

Benjamin Franklin ricordava, scherzando, che ci sarebbe stato «... abbastanza tempo per dormire nella tomba». Per molto tempo anche i ricercatori hanno giocato sulla apparente inutilità del sonno che pure era l'oggetto dei loro studi. Uno dei più grandi neurofisiologi viventi, J. Allan Hobson, affermava provocatoriamente che l'unica nota funzione del sonno è quella di curare la sonnolenza.

Fino al 2006, i ricercatori non hanno dato un parere concorde per rispondere alla domanda "Perché dormiamo?", anzi, hanno ritenuto che le teorie esposte fossero scientificamente deboli.

Eppure, prima ancora che Alessandro Volta inventasse la pila, era diffusa l'idea del riposo come momento di "ricarica" determinante dell'esistenza, senza il quale la vita stessa non avrebbe avuto possibilità di svilupparsi.

Negli ultimi dieci anni, tuttavia, il mistero sembra aver lasciato il posto a una serie di modelli di indagine che stanno facendo luce sul perché una parte così rilevante della nostra vita venga spesa restando sdraiati e inerti, con gli occhi chiusi, non facendo nulla di particolarmente significativo o rilevante.

In realtà, come è facile immaginare, non possiamo parlare di sonno senza considerare la veglia; ciò vuol dire che anche nel sonno vi è una coscienza e che questa è naturale, fisiologica: fa parte dell'equilibrio sonno-veglia. Ora ci è più semplice attribuire anche al sonno uno stato di diversa vigilanza e non una "morte apparente", come tanta letteratura ci ha lasciato in eredità. Questo ci porta a considerare distinti stati di coscienza nella veglia e nel sonno.

I principali stati di coscienza

I principali stati di coscienza sono tre: la veglia, il sonno non-REM e il sonno REM. La veglia può essere particolarmente attiva, come nelle reazioni di allarme/allerta, oppure meno sostenuta, come nelle fasi che precedono l'addormentamento o quando si è particolarmente stanchi.

Il sonno, invece, è costituito da due differenti stati di coscienza, ben distinti tra loro: il sonno definito "lento" o "sincronizzato" (non-REM) e quello "rapido" o "desincronizzato", altresì detto sonno REM, il cui nome deriva dall'inglese *Rapid Eyes Movement* (movimento rapido degli occhi).

Questa definizione deriva dalle osservazioni effettuate nel 1953 da tre neurologi, Eugene Aserinsky, Nathaniel Kleitman e William Dement, che studiarono a lungo alcuni soggetti durante il sonno e, con l'ausilio di un apparecchio per l'elettroencefalogramma e l'esame visivo diretto delle palpebre, individuarono per primi una specifica fase del sonno in cui le onde cerebrali e gli occhi erano caratterizzati da attività particolari.

Ciò che sembrava un'indistinta e quieta situazione di riposo rivelava quindi due fasi differenti: una con movimenti muscolari ancora possibili e immobilità dei globi oculari, l'altra caratterizzata dalla pressoché totale paralisi muscolare e da ampi movimenti degli occhi, nonché dalla presenza di altre manifestazioni, quali l'aumento della frequenza cardiaca e la sudorazione. Apparve chiara anche la correlazione di questa seconda fase del sonno, la fase REM, appunto, con il sogno: individui svegliati in questa fase riferivano che si trovavano nel bel mezzo di un sogno.

Tutte le fasi del sonno vanno attraversate per giungere alla fase REM. Per parlare di fasi e funzioni del sonno è necessario pertanto distinguere tra sonno REM e non-REM, così come è necessario trattare a parte lo stato di veglia.

Il mondo del sonno

L'unica cosa che si ricorda della notte sono i sogni (o gli incubi) e i risvegli.

La maggior parte dei sogni si sviluppa in un particolare momento del sonno in cui non si è per nulla inattivi. Siamo nella fase REM, i muscoli sono completamente rilassati, come se un interruttore li avesse "staccati" dal cervello, mentre gli occhi si muovono rapidamente sotto le palpebre chiuse; la frequenza cardiaca è estremamente variabile, la pressione del sangue cambia altrettanto velocemente e anche ormoni e metabolismo seguono questa nuova situazione del corpo.

Questa fase è così importante che le persone in cui è assente o largamente compromessa testimoniano ogni giorno un grave mancato riposo e sintomi di un deterioramento della salute fisica.

Una teoria considera la fase REM come elemento indispensabile all'evoluzione.

Oggi sappiamo di discendere da una linea di scimmie primitive che hanno imparato a camminare in posizione eretta tre-quattro milioni di anni fa, mentre prima vivevano e dormivano su rami di alberi della savana.

I nostri antenati avevano sicuramente un sonno interrotto più volte di giorno e di notte dagli eventi pericolosi e dai rischi che l'ambiente riservava loro: in primo luogo i predatori. Il loro riposo, insomma, era naturalmente "frammentato" e non potevano avere un buon ritmo giorno-notte.

Di conseguenza il sonno e in particolare il sonno REM (e i sogni) duravano meno, come è possibile osservare oggi in diverse specie animali non predatrici e in soggetti affetti da alcune patologie in grado di compromettere l'integrità del sonno in generale e del sonno REM in particolare (come coloro che sono affetti da apnee notturne o dalla sindrome delle gambe senza riposo).

La migrazione dei primi uomini verso altri ambienti più sicuri e forse anche più confortevoli, oltre a permettere una migliore sopravvivenza, consentì con il passare del tempo il raggiungimento di molteplici forme di stabilità: il fuoco, le grotte e poi le palafitte determinarono un reale incremento delle possibilità di dormire più serenamente e, di conseguenza, un aumento della quota REM del sonno, da cui derivava la possibilità di attuare un numero maggiore di ore in sogno e, quindi, di avere più ampie capacità di riflessione e immaginativa.

Lo studio del sonno ha ovviamente condotto molti ricercatori a supporre, attraverso indagini su come dormivano i nostri progenitori preistorici, in che modo si sia sviluppata l'attuale fisiologia del sonno, se sia sempre stata così o abbia avuto una evoluzione, al pari di altre fondamentali funzioni del cervello e del corpo.

I nostri progenitori dormivano meglio?

È veramente necessario dormire il numero di ore suggerite dalle moderne linee guida oppure, paragonando l'uomo moderno a quello primitivo, potremmo dedurre conclusioni più valide e meno onerose?

A questo riguardo, una recente pubblicazione ha descritto il sonno di tre società umane accuratamente scelte, tribù semiprimitive di raccoglitori o cacciatori, allo scopo di verificare il rapporto tra alcuni fattori in grado di influenzare la durata del sonno nei nostri progenitori e discuterne la valenza e l'eventuale cambiamento al giorno d'oggi.

Le popolazioni hanno nomi ovviamente particolari, vivono tutte nello stesso modo (e a una latitudine simile a quella dove si sono sviluppate le prime società umane sul pianeta – al di sotto dell'equatore) e sono rappresentative di luoghi distanti tra loro, nel tentativo di dimostrare che i fattori ancestrali che giocano un ruolo sul sonno non sono legati a trasmissione di abitudini o comunicazioni tra queste persone.

- Gli Hadza vivono nel nord della Tanzania, a sud dell'equatore, in un ambiente boschivo intorno alla città di Eyasi. Sono ancora oggi totalmente dipendenti dalla caccia e dalla raccolta di prodotti spontanei della terra, che deve essere attuata ogni giorno (cacciatori-raccoglitori nomadi).
- Gli Ju/'hoansi vivono nel villaggio Den/ui, sotto l'equatore, in Namibia, nell'Africa del Sud; essi non sono attualmente nomadi, ma gruppi isolati dai villaggi circostanti hanno continuato a vivere come cacciatori-raccoglitori.
- Gli Tsimane vivono vicino al fiume Maniqui in Bolivia, anch'essi a sud dell'equatore; sono cacciatori-orticoltori.

I tre gruppi continuano a vivere tuttora in condizioni primitive e senza alcuna possibilità di contatti tra loro.

La relazione esistente tra il sonno, la luce naturale e la temperatura ambientale in queste tre società, in cui non sono ancora presenti la luce elettrica, il telefono, il riscaldamento, può servire a comprendere i meccanismi del sonno?

Si può trarre qualche conclusione utile ai nostri tempi di cronica privazione del sonno?

Forse.

I cacciatori-raccoglitori e le loro famiglie non hanno energia elettrica e quindi Facebook, canali televisivi o telefonini. Di notte, preparano piccoli fuochi e si ritirano in semplici ripari costruiti con erba e rami.

I soggetti di tutti e tre i gruppi tendono a addormentarsi dopo il tramonto e a svegliarsi comunque prima dell'alba. Ciò suggerisce che utilizzino lo stesso modello di sonno, apparentemente del tutto naturale.

È stato quindi rilevato che il sonno medio nel corso dell'anno in questi individui è di 6,4 ore di sonno a notte.

Molto più di quanto un paziente con disturbo del sonno o un lavoratore turnista possa oggi sperare di ottenere da una notte di riposo, ma molto meno di quanto consigliato dalle più autorevoli società scientifiche del mondo.

Non solo.

Sicuramente è stato interessante scoprire che uno dei maggiori regolatori del sonno in questi soggetti è la temperatura e quindi non solo la luce.

Infatti, tra i soggetti cacciatori-raccoglitori, coloro che dormivano di più, lo facevano in relazione a notti più fredde. E non in base alla durata della luce (rapporto giorno-notte).

Queste tribù hanno mostrato di non avere esperienza di sonnolenza diurna, anche se spesso non disdegnano un riposino.

Ciò che ha colpito i ricercatori è stata la mancanza della parola "insonnia" nei loro vocabolari.

Indubbiamente, nei Paesi industrializzati si è persa la connessione tra sonno, luce e temperatura, a causa del maggiore comfort raggiunto (riscaldamento in inverno, aria condizionata d'estate, luce elettrica H24).

Lo studio suggerisce pertanto che sette ore di sonno e ancor meno possono essere sufficienti anche oggi.

Personalmente, ho ritenuto del tutto arbitrarie le conclusioni a cui sono giunti gli autori dello studio e i loro appassionati commentatori, e non ho esitato a definire esagerate e inadeguate tali argomentazioni in relazione ai dati disponibili.

Ecco alcuni esempi di commenti degli autori che ho ritenuto fuorvianti:

> I nostri risultati indicano che il sonno nelle società industriali non è stato ridotto al di sotto di un livello che è invece normale per la maggior parte della storia evolutiva della nostra specie. Ricreare aspetti degli ambienti che abbiamo osservato in queste società preindustriali potrebbe avere effetti benefici sul sonno e sull'insonnia delle popolazioni industriali.
>
> Questo non è un messaggio universale, ma è importante per sfidare punti di vista tradizionali con nuovi dati scientifici.

Un piacevole aiuto per coloro che lottano per avere una società assonnata.

Se gli uomini di queste tribù dormono meno di quanto

oggi riteniamo opportuno, immersi come sono nelle loro condizioni di vita primitive e in mancanza di migliori opportunità, mostrano storicamente anche un'aspettativa di vita inferiore a quella che abbiamo duramente raggiunto attraverso molti secoli di esperienza.

Ma per questi nuovi "esperti" del sonno o per chi desidera promuovere un efficace titolo giornalistico, l'idea appare elettrizzante.

Tuttavia, non possiamo limitarci a parlare di durata del sonno (il semplice numero di ore) per definire se un soggetto ha dormito abbastanza, e già questo argomento pone dei problemi di metodologia; è infatti necessario esaminare la composizione del sonno, cioè quanto sonno REM e non-REM dormiamo ogni notte.

Dormire meglio e più a lungo ha permesso un maggiore sviluppo della civiltà e questo è anche legato al sognare, fattore neppure preso in considerazione dai ricercatori o dai loro entusiasti commentatori.

Il sistema neurologico che organizza il sogno è lo stesso che organizza il linguaggio ed è strettamente legato alla memoria procedurale (quella legata all'apprendimento di nuove attività), entrambe funzioni alla base dell'evoluzione umana.

Che gli appartenenti alle tre tribù non conoscano il vocabolo per definire l'insonnia non significa automaticamente che le loro mogli in stato interessante non interrompano il proprio sonno frequentemente come accade oggi o che un padre di famiglia preoccupato per l'alimentazione dei figli non abbia un risveglio nel cuore della notte o un'ansia che ne anticipi il risveglio al mattino.

Viviamo oggi in un ambiente e con un'organizzazione molto complessa; se fossimo ancora cacciatori-raccoglitori o orticoltori nomadi, come auspicato da tanti giornalisti e dagli stessi autori, non avremmo nemmeno affrontato il problema del sonno e della sua durata, e gli esperti di questa materia avrebbero potuto dissertare solo di quello che avrebbero raccolto in quattordici ore di duro lavoro, esclusivamente per mangiare e vivere.

I motivi per dormire

Come abbiamo visto, nella fase non-REM, chiamata anche di sonno elettricamente sincronizzato, si sviluppano processi di memorizzazione e diverse attività metaboliche. La fase REM viene identificata prevalentemente con il sogno. Provando a formulare finalmente una prima risposta al perché abbiamo necessità di dormire, possiamo dire che per vivere è indispensabile trascorrere del tempo in condizioni che non sono solo quelle di maggiore consapevolezza cosciente, come la veglia.

Dormiamo, quindi, per una serie importantissima di ragioni fisiche e comportamentali.

Risparmio energetico. La funzione primaria del sonno è, secondo alcuni, quella di agire come promotore di risparmio energetico: il primo scopo del sonno sarebbe quella di ridurre la domanda di energia di un individuo e il conseguente consumo di calorie anche di notte, soprattutto nei momenti in cui per l'uomo è meno facile cercare cibo.

Recupero. La teoria del ristoro è supportata dai risultati di alcune ricerche che hanno mostrato che molte delle funzioni principali di recupero del corpo, come la crescita muscolare, la riparazione dei tessuti, la sintesi delle proteine e il rilascio nel sangue dell'ormone della crescita si verificano per lo più, o solo in alcuni casi, durante il sonno. Tra queste è importantissima quella immunitaria: un animale lasciato insonne muore nell'arco di alcuni giorni per infezioni non controllabili.

La plasticità neuronale. Una delle spiegazioni più recenti e interessanti del perché abbiamo bisogno di dormire si basa su ricerche che dimostrano come il sonno sia correlato ai cambiamenti nella struttura e nell'organizzazione del cervello; questo fenomeno, noto come plasticità cerebrale non è del tutto compreso, ma sta diventando chiaro come il sonno possa giocare un ruolo fondamentale nello sviluppo del cervello nei neonati e nei bambini piccoli. I neonati passano addormentati dalle tredici alle quattordici ore circa al giorno, e quasi la metà del tempo è spesa in sonno REM.

La memoria e l'apprendimento. Un collegamento tra il sonno e la plasticità del cervello si sta individuando anche nell'adulto: dormire o stare svegli hanno potenti effetti sulla capacità di imparare e di eseguire una serie di compiti, e in particolare influenzerebbero il nostro bisogno di memorizzare ciò che abbiamo appreso, la rimozione di ricordi irrilevanti, l'integrità della rete sinaptica con la formazione di percorsi neuronali nuovi che immagazzinano e rendono disponibili le informazioni che, tra l'altro, contribuiscono all'equilibrio psichico e alla capacità di affrontare situazioni nuove e complesse.

Comunicare attraverso i sogni. Sigmund Freud diceva che il cervello ci invia lettere durante il sonno. Non solo. Il sogno è la base stessa di pensieri che, probabilmente, non avremmo avuto e di immagini che, pur prodotte dai nostri neuroni, non avevamo mai visto o ricordato o considerato: è una delle spiegazioni all'evoluzione della specie umana. Del resto lo stesso Albert Einstein affermava che la maggior parte della sua teoria della relatività era stata concepita e immaginata nel sogno.

Come è facile comprendere, non è agevole sostenere una ragione che più di altre renda necessario e indispensabile il sonno, e tuttora non c'è una risposta soddisfacente e univoca alla nostra domanda. Gli aspetti coinvolti sono di fatto moltissimi, tanto quanto quelli che sono presenti quando si è svegli. Più semplicemente, possiamo dire che il sonno non è un'entità a sé stante, ma parte integrante dello sviluppo della vita su questa Terra, per l'uomo come per altre specie.

Negli ultimi anni, i progressi scientifici e gli studi hanno mostrato come si possa immaginare di arrivare presto a una migliore comprensione della funzione del sonno e, di conseguenza, a modificare gli atteggiamenti sul sonno a livello sociale.

La durata ottimale del sonno

Un soggetto medio richiede circa otto ore di sonno per notte, ma, come abbiamo accennato, in troppi continuamente si privano di un sonno adeguato.

La US National Sleep Foundation, una delle diverse organizzazioni americane che si prefiggono di migliorare la salute e il benessere attraverso l'educazione al sonno, illustra la portata del problema: il 20% degli americani adulti ha riferito di provare sonnolenza durante il giorno e che ciò interferisce con l'attività quotidiana almeno due giorni alla settimana, e uno spaventoso 17% ha riferito di essersi addormentato durante la guida nel corso del 2014.

Il rischio di incidenti legati al sonno è aggravato dal fatto che molti hanno troppa fiducia di riconoscere in tempo l'eventualità di avere un colpo di sonno alla guida e sono convinti che addormentarsi sia un processo lento: idee quanto mai sbagliate. In realtà, come abbiamo visto, soggetti privati del sonno possono entrare in qualsiasi momento in quella condizione di scarsa vigilanza definita *microsleep*, dove ci si addormenta per diversi secondi e durante i quali si è percettivamente "ciechi".

Un'altra conseguenza della privazione del sonno è il disturbo di memoria. Per ricordare meglio e per consolidare la memoria, ha un ruolo critico il sonno a onde lente (una delle fasi del sonno non-REM, di cui parleremo a breve) che si identifica con quello delle prime ore della notte. Soggetti privati di questa parte del sonno mostrano deficit di memoria, mentre ciò non accade se vengono privati della parte del sonno più ricca di fase REM.

Una delle tante sfide che la ricerca sul sonno dovrà affrontare sarà quella di mettere in relazione i risultati degli studi comportamentali con le scoperte di neurofisiologia.

L'identificazione di specifiche molecole correlate alla narcolessia, come l'orexina, così come le recenti notizie che dimostrano che il moscerino della frutta possiede periodi di riposo molto simili al sonno dei mammiferi, offrono la speranza che la ricerca genetica contribuisca sempre più a questi studi.

Una teoria completa dovrà anche spiegare le grandi differenze tra le specie: i cavalli dormono circa tre ore al giorno rispetto alle venti ore dei pipistrelli. Il rapporto tra sonno REM e non-REM differisce notevolmente tra le specie. Inoltre, ci sono grandi differenze nello sviluppo che restano ancora da spiegare: nei neonati umani, circa il 50% del sonno è di tipo REM; mentre questo scende a circa il 25% negli adulti.

Gli effetti della privazione di sonno

Gli effetti della privazione totale di sonno riguardano principalmente la compromissione del senso di energia di un soggetto, la concentrazione e la velocità di elaborazionc del pensiero, e talvolta l'umore.

Dopo ventiquattr'ore di veglia prolungata, iniziano ad alterarsi i livelli ormonali del cortisolo (uno dei più importanti ormoni dell'attività e dello stress), che, durante tutto l'arco della giornata, si attestano su valori più bassi. Diversamente dalla normalità, tendono invece a essere più elevati due o tre ore dopo l'inizio del sonno.

Il rallentamento delle prestazioni intellettuali, la perdita di attenzione e vigilanza e un aumentato sforzo mentale per mantenere il controllo in una cornice funzionale meno efficiente rappresentano anch'esse delle disfunzioni attribuibili alla perdita di una sola notte di sonno.

L'elaborazione di stimoli affettivi rivela un'elevata reattività nei soggetti privati di sonno, ma sempre in un contesto di ansia che potremmo definire "da prestazione"; ciò si riflette in una più generale alterazione della sfera emotiva. In ogni caso, la vulnerabilità individuale legata alla privazione del sonno è molto variabile. Studiare questi effetti può aiutare ricercatori e medici a comprendere meglio le funzioni del sonno e la sua importanza per il benessere fisico ed emotivo.

Ma quali sono le principali conseguenze della privazione del sonno?

Microsleeps (microsonni): una sola notte di privazione del sonno può causare, il giorno successivo, un fenomeno chiamato *microsleep*, un addormentamento molto breve (da due-tre fino a trenta secondi).

Si tratta di quello che tutti conosciamo come "dormire a occhi aperti": gli occhi di alcune persone infatti rimangono aperti durante i *microsleeps* ed è inquietante rilevare che in questi casi si è essenzialmente ciechi. Il cervello si trova in una condizione di sospensione rapida e incontrollabile della coscienza, situazione che può essere incredibilmente pericolosa soprattutto quando si è alla guida.

Delirio: le persone, dopo una notte completamente insonne, avvertono una sensazione di confusione e si sentono solitamente inquiete. Talvolta si assiste a veri episodi di delirio, con uno stato confusionale acuto e convinzioni errate su fatti e persone. I soggetti appaiono davvero disorientati.

Per esperienza, posso testimoniare come pazienti ricoverati in unità di terapia intensiva, in cui luci e suoni (di fatto indispensabili) possono dare fastidio tutto il giorno e la notte, sono in grado di sviluppare una condizione confusionale chiamata "delirio da terapia intensiva".

Allucinazioni: si tratta di un'erronea percezione della realtà, presente in veglia o nelle fasi di transizione dalla veglia al sonno. Persone molto assonnate possono vedere qualcosa che non esiste, o ricordare confusamente fatti e situazioni (per esempio essere convinti della presenza in un ambiente di persone o familiari, che sono invece assenti).

Soggetti volontari, privati a lungo del sonno, hanno mostrato preoccupanti stati allucinatori, assimilabili a esperienze descritte dopo l'assunzione di sostanze stupefacenti.

Ma le allucinazioni di un paziente privato del sonno possono anche essere solo rumori, talvolta voci, che il soggetto vive con intensa partecipazione emotiva attribuendone l'appartenenza a persone conosciute o addirittura a entità più o meno sovrannaturali.

Si può morire di privazione del sonno?

La privazione totale di sonno uccide topi da laboratorio per ipotermia (eccessivo abbassamento della temperatura corporea), infezioni e sepsi: loro non hanno un codice etico a difenderli. Grazie al loro sacrificio sappiamo come funziona il danno fisico da mancanza protratta di sonno.

Di sicuro, sono stati valutati gli effetti somatici (corporei) della mancanza acuta di sonno:

- Lesioni cutanee.
- Perdita di appetito.
- Riduzione del peso corporeo.
- Ricerca di calore.
- Riduzione della temperatura corporea.
- Disfunzioni immunitarie con insorgenza di infezioni.
- Morte.

Un utilizzo discutibile della privazione del sonno è rappresentato da alcuni metodi di interrogatorio impiegati da diverse forze di polizia, che ricorrono a questa pratica per far crollare i sospettati in modo molto più efficace di altri approcci violenti.

Tutto si gioca sulle conseguenze della privazione prolungata del sonno: stress, ansietà, depressione, inappetenza, perdita di memoria a breve termine, allucinazioni, riduzione delle capacità intellettive, una vera modificazione della personalità. Questa pratica diminuisce la resistenza degli individui, di cui vengono alterate principalmente le note caratteriali ma, se protratta troppo a lungo, può anche condurre a morte per infezioni con setticemia o per stress cardiaco da ipotermia e aritmia.

La sola presenza di luce costante è già un'azione di fortissima pressione psicologica, in particolare se viene associata ad atti che risveglino continuamente il prigioniero per impedirgli di addormentarsi.

Sonno e giudizio morale

Una perdita di sonno (acuta o protratta) è in grado di variare il nostro giudizio morale, una cosa non da poco.
Soggetti ai quali è stato impedito di dormire per una o due notti di seguito mostrano una più veloce reazione a situazioni che si configurano come scelte obbligate, anche definite dilemmi.
I dilemmi sono strutturati in modo da implicare sempre un conflitto tra due principi morali: scegliere di attenersi a uno significa infrangere l'altro.
Ne sono state definite due tipologie: personali e impersonali. Un esempio di tipico dilemma morale personale è quello che comporta la decisione se uccidere un uomo per salvarne cinque. Un dilemma impersonale può essere assimilato alla situazione in cui un soggetto (nello stesso momento in cui anche altri compiono lo stesso gesto) spinge un pulsante che attiva un circuito per iniettare veleno nel corpo di un condannato a morte, senza sapere tuttavia se il suo sarà stato il pulsante decisivo. In entrambi i tipi di dilemmi, gli individui valutano l'opportunità di compiere una violazione morale (uccidere una persona) per conseguire un risultato più utile (risparmiare cinque persone o la possibilità che il condannato torni a ripetere i suoi delitti).

Ebbene, una breve privazione di sonno di appena una notte può esercitare una forma di *disinibizione* nei casi in cui sono richiesti giudizi morali che implicano un basso coinvolgimento emotivo, quelli cioè di tipo impersonale, senza contatto "fisico" tra soggetto e oggetto della scelta da attuare. Diversamente, periodi più lunghi di privazione di sonno possono esercitare un effetto anche sul giudizio morale personale.
Studi di questo tipo sono stati condotti su studenti e su militari di professione, e le differenze sono importanti.
Tutti noi sappiamo quanto sia ovvio perdere il sonno in situazioni belliche (fin dall'antichità le azioni di guerra erano compiute preferibilmente con il buio) e come nelle esercitazioni militari sia frequente provocare un debito di sonno. Immaginiamo quindi che ridurre intenzionalmente le ore di sonno nei soldati possa rendere più semplice gestire un esercito e attendersi che alcuni compiti vengano eseguiti, oltre che per obbedienza agli ordini, anche riducendo i dubbi sull'appropriatezza delle azioni poste in essere o comandate.
Queste considerazioni, ancora in embrione nella ricerca civile, possono invece aiutare a comprendere quanto sia importante a livello sociale che tutti possano usufruire di un adeguato numero di ore di sonno.

2

COME SI DORME: IL SONNO DEL BAMBINO E DELL'ADULTO

In media trascorriamo addormentati circa il 30% della nostra vita.

Di questa ampia fetta di tempo possiamo oggi spiegare diversi meccanismi; riusciamo a dividerla in fasi utilizzando l'elettroencefalografia, ne interpretiamo la struttura, indaghiamo attraverso la risonanza magnetica anche il comportamento delle differenti aree del cervello durante i sogni e poi possiamo raccontare il sonno con poesie, romanzi, aneddoti.

Inoltre, sono sempre di più le figure mediche che si occupano del sonno e delle relazioni tra la mente e il corpo mentre dormiamo.

Non v'è alcun dubbio, infatti, che il sonno sia passato nell'arco degli ultimi due decenni da oggetto di interesse di una piccola élite di neurofisiologi ad argomento di studio per specialisti di differente estrazione, come nel caso della sindrome delle apnee notturne, rendendo indispensabile, nella pratica medica, la creazione di équipe multidisciplinari a causa delle strette relazioni tra i disturbi del sonno e alcune importanti patologie cliniche.

La fisiologia del sonno: "come" si dorme

Il sonno emerge, quindi, come un arco di tempo in cui si manifesta un distacco, reversibile e periodico, dallo stato di coscienza o dalla percezione dell'ambiente circostante, un argomento con cui abbiamo familiarizzato e che è una condizione comune a tutti gli esseri appartenenti al regno animale e, in misura diversa, anche a quello vegetale, cosa che permette di comprendere facilmente la sua necessità biologica.

La regolazione del sonno, in altre parole il meccanismo con cui si compie ogni notte il passaggio da veglia a sonno e poi il mantenimento dello stesso, dipende principalmente da tre fattori, definiti "processi":

- Processo *circadiano*, legato al ritmo giorno-notte, cioè che si ripete ogni ventiquattro ore (curiosamente vedremo che nell'uomo questo ritmo è in realtà di venticinque ore), come la rotazione della Terra intorno al proprio asse. Questo processo è controllato da un orologio biologico interno, un pacemaker naturale del ritmo sonno-veglia. È, inoltre, un meccanismo che non dipende da abitudini personali.
- Processo *omeostatico*, che mira, cioè, a mantenere un livello costante. Questo meccanismo di controllo del sonno è capace di autoregolarsi e, pertanto, di mantenere in un equilibrio stabile le caratteristiche dell'automatismo sonno-veglia. È determinato dalla durata della veglia precedente, dunque è definito meglio "propensione al sonno per stanchezza".
- Processo *ultradiano*, che compare più volte nella giornata e regola l'alternanza del sonno non-REM e REM. Un meccanismo che appartiene ai processi ultradiani è quello che regola la temperatura corporea e la sintesi di molti ormoni: tutte situazioni che influenzano il sonno.

L'elettroencefalogramma: dalla veglia al sonno non-REM

Nell'uomo adulto il sonno fisiologico ha una sua modalità di sviluppo ben definita, chiamata "architettura del sonno". Questa è stata studiata con l'elettroencefalografia, che ha permesso di registrare l'attività dei neuroni della corteccia cerebrale grazie al campo elettrico che essi generavano. Su queste basi elettriche (più propriamente dette neurofisiologiche) si è diviso il sonno in diversi stadi o fasi. I cambiamenti caratteristici dell'attività elettrica del cervello si accompagnano ad alcune risposte del corpo che aiutano a verificare e confermare che siamo passati da una fase di sonno a un'altra, come nel caso del movimento degli occhi che, come abbiamo detto, è caratteristico della fase REM.

Le prime fasi dell'architettura del sonno sono:

- *Stadio W* (veglia tranquilla): la coscienza si conserva anche se gli occhi sono chiusi. Il tono muscolare è da medio a elevato; si osservano saltuari lenti movimenti degli occhi. In base alle onde registrate dall'elettroencefalogramma è anche definita "fase di onde alfa": si passa rapidamente attraverso uno stato di abbandono, rilassamento e torpore. La fase alfa è contrassegnata dalla sensazione di essere rilassati e da sonnolenza.

- *Stadio 1 del sonno non-REM*: è una fase di "sospensione" (*floating*) con alternarsi di coscienza e veglia, che viene percepita più o meno offuscata, ed è meglio definita come inizio del sonno leggero. Il tono muscolare può essere ancora medio o elevato; si possono presentare singoli movimenti lenti degli occhi.

Dura in media da uno a sette minuti, e in questo breve periodo si perde gradualmente la reattività agli stimoli e possono comparire esperienze di instabilità emotiva, pensieri e immagini. Nonostante sia la prima fase del sonno, individui risvegliati in questo stadio si sentono come se fossero rimasti svegli.

- *Stadio 2 non-REM*: è la fase successiva di sonno vero e proprio; il tono muscolare è medio-alto; di solito vi è assenza di movimento degli occhi. Tensioni muscolari, frequenza cardiaca, respirazione e temperatura corporea si riducono gradualmente e diventa più difficile essere risvegliati.
  Le onde sono della stessa tipologia dello stadio precedente (onde theta), ma hanno una maggiore ampiezza. Dura circa trenta-quarantacinque minuti.

- *Stadio 3-4 non-REM*: in questi stadi si riconosce il "sonno profondo". Il tono muscolare è medio-alto, occasionalmente basso, e i movimenti oculari sono inattivi.
  Lo stadio 4 è caratterizzato da onde elettriche di frequenza bassa ed è perciò definita anche "sonno delta" o "a onde lente" (o SWS, *slow-wave-sleep*). La frequenza cardiaca, la respirazione, la temperatura e l'apporto di sangue al cervello si riducono. Contestualmente si assiste a variazioni ormonali con una marcata secrezione ipofisaria di ormone della crescita (GH), che controlla anche i livelli di attività metabolica, la crescita fisica e lo sviluppo delle connessioni nel cervello. È considerata la fase più profonda del sonno perché è il momento più difficile per risvegliare un individuo.

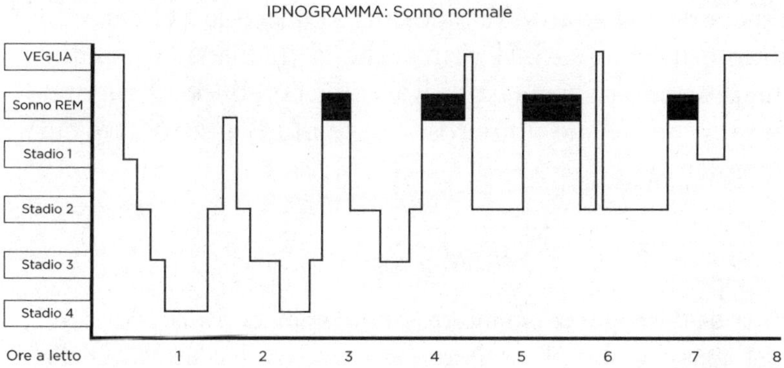

Figura 2. L'ipnogramma è la rappresentazione grafica semplificata dei risultati di una polisonnografia di una notte di sonno. Nella figura un ipnogramma normale.

Dopo aver trascorso da qualche minuto a un'ora nello stadio 4, accadrà di tornare indietro attraverso gli stadi 3 e 2 e poi passare in una nuova fase di sonno, chiamata sonno REM.

Lo sviluppo del sonno REM

Come abbiamo visto, nell'evoluzione dell'uomo il sonno REM si è sviluppato in tempi relativamente recenti.

Nelle prime fasi della vita, uccelli e mammiferi conoscono un'enorme quantità di sonno REM: nell'uomo il periodo in cui è più abbondante è prima della nascita, durante il terzo trimestre di gravidanza.

Nei feti umani, il sonno REM, in cui il cervello è molto attivo, si alterna con periodi in cui il cervello è inattivo (sonno non-REM). Lo stadio di veglia e coscienza si svilupperà solo più tardi, e con la crescita aumenterà il tempo che si passa da svegli così come le capacità cognitive.

E i sogni? Il sonno REM e la coscienza di veglia sono elettricamente simili, in quanto entrambi comportano alti livelli di attività cerebrale.

Nello sviluppo umano, il sonno REM sembra infatti precedere il sognare. Ma allora cosa succede nel cervello durante il sonno REM prima che si manifesti il sogno? Una possibile risposta è che il sistema cerebrale si stia preparando per le sue numerose funzioni integrative, tra cui la coscienza.

REM e sogno

Una delle scoperte più interessanti compiuta dai ricercatori del sonno è stata l'osservazione che circa nell'80-90% dei casi in cui un soggetto è svegliato in fase REM, racconta sogni lunghi, vivaci e complessi.
Al contrario, meno del 10% delle persone svegliate durante il sonno non-REM è in grado di fare altrettanto.
Ci si è perciò interrogati su cosa potesse accadere a chi viene privato del sonno REM e quindi della maggior parte dei sogni.
A oggi non vi è concordanza su quali siano le conseguenze, anche a causa della difficoltà di analizzare questi fenomeni.
Tuttavia, la soppressione sperimentale del sonno REM produce il fenomeno chiamato "REM rebound": i soggetti aumentavano la percentuale di sonno in fase REM la notte successiva.

Anche se si cominciano a sperimentare le specifiche funzioni del sonno REM molto presto nella vita, non è detto che ci sia una corrispondente storia di esperienze oniriche (i sogni) fino a che queste non sono abbastanza coerenti con un dato sviluppo.

Per avere una consapevolezza dei sogni, abbiamo infatti bisogno della capacità di creare narrazioni organizzate: un bambino, per esempio, deve poter identificare gli elementi costitutivi del sogno e avere un suo bagaglio di parole e conoscenza per poter descrivere il sogno. Sulla base di tale teoria, i piccoli non dovrebbero neppure ricordare veri e propri sogni fino ai cinque-otto anni. Ciò non significa che i piccoli non sognino, solo che non riescono a raccontare ciò che provano.

Vi è comunque molto da discutere su questo.

Inoltre è stato ormai dimostrato che sonno REM e sogni non sono la stessa cosa: le persone possono avere esperienze oniriche anche quando non sono nella fase REM, ma nella fase non-REM di sonno profondo (stadi 3 e 4).

Per meglio capire il dipanarsi di questi delicati processi e stadi inconsci può essere utile fare riferimento a casi concreti.

Il caso di Annarita: insonnia e perdita di fase REM

Annarita, trentott'anni, svolge un lavoro difficile, competitivo, che richiede molta attenzione nell'arco di pochi minuti e con orari che sono altamente irregolari (sveglia alle 3-4 del mattino, turni a volte in orari normali, altre volte notturni).
Presenta una condizione di ansia da prestazione per il lavoro che, oltre alla difficoltà in sé, la pone in contatto con situazioni in cui si sente "soccombere". Insomma, da tempo teme di non farcela più.
Lamenta da alcuni anni una seria difficoltà a ottenere un sonno efficace. In particolare, fatica a addormentarsi e, quando ci riesce, spesso dopo un paio di ore inizia a presentare ripetuti risvegli, tanto la notte quanto al mattino, a seconda degli orari in cui le circostanze le impongono di riposare (nonostante faccia di tutto per cercare di mantenere ritmi sonno-veglia legati all'alternanza di luce e buio, non sempre le è possibile).

Riferisce una totale mancanza di ricordo dei sogni. Lei stessa sostiene che forse non sogna più. Inoltre, da quando è aumentata di peso (si alimenta disordinatamente), è sicura di russare: le amiche, durante una vacanza, le hanno fatto notare questo aspetto per il quale si sente molto mortificata e non vede vie d'uscita senza un intervento medico.
L'anamnesi è lunga, ma la paziente appare estremamente lucida nel definire e chiarire la tipologia del disturbo.
Viene effettuata una polisonnografia completa (un esame che permette di unire l'elettroencefalografia ad altri accertamenti corporei durante la notte), con uno studio che riguarda sia il sonno sia la valutazione del russare e dei possibili disturbi respiratori notturni.
Il test ha svelato in effetti una condizione di grave insonnia, con perdita della fisiologica struttura del sonno e una netta riduzione della fase REM. Non solo. Accanto al russamento si sono riscontrate anche alcune apnee, per fortuna di scarso rilievo clinico.
La terapia si è basata sul tentativo di ristabilire, ove possibile tenendo conto degli eventuali turni al primo mattino, un risveglio costante alla medesima ora, con un addormentamento fisso in modo da giungere al massimo a sei ore di sonno (volutamente insufficienti all'inizio) per poi progredire fino a sette-otto.
Sono stati eliminati laptop e telefonino, computer e social network notturni; le è stata prescritta una dieta e il divieto di bere alcolici la sera.
Farmacologicamente è stato necessario intervenire sin da subito per ripristinare un buon ritmo circadiano e per aiutare la paziente nella fase di addormentamento; trattamento utile per eliminare l'improprio e autonomo uso di induttori del sonno (tra l'altro del tutto inefficaci).
La risposta più sensazionale è arrivata il mattino successivo

alla prima notte di attuazione della terapia: «Finalmente ho dormito tutta la notte… e poi ho sognato tantissimo». Una seconda valutazione elettroencefalografica ha confermato i risultati raggiunti.

Rispetto alla situazione iniziale di Annarita, con perdita totale di sonno e compromissione della struttura dello stesso, caratterizzata anche da una netta riduzione della fase REM, un trattamento comportamentale volto a cambiare gli orari e le abitudini (anche alimentari) della paziente, da lei accettato e seguito, unitamente a un ridotto uso di molecole farmacologicamente attive (melatonina in primo luogo), ha ripristinato il sonno e aumentato la fase REM (con incremento dell'attività onirica).

Si è così dimostrato come per risolvere i problemi relativi al sonno sia essenziale giungere al ripristino di più funzioni contemporaneamente, e non fermarsi solo a un semplice incremento del tempo passato addormentati.

Come dovremmo dormire

In genere pensiamo che l'arco di tempo che separa la fase di addormentamento dal risveglio (sette-otto ore, spesso molto meno), sia un unico momento dedicato al riposo, ore passate in una dimensione "diversa" ma immancabilmente ristoratrice, con l'occasione di fare anche un bel sogno. Abbiamo, insomma, un naturale concetto di omogeneità del sonno, che risente senza dubbio del fatto che, a esclusione dei sogni (o dei risvegli notturni e degli incubi), nulla ricordiamo delle ore passate dormendo.

Come abbiamo visto, tuttavia, il sonno è una condizione tutt'altro che omogenea.

In primo luogo non è una funzione passiva, senza sviluppo, bensì è caratterizzato da una propria dinamicità e complessità. Essere apparentemente immobili è una sua peculiarità, come quella di avere gli occhi chiusi e uno stato di incoscienza da cui comunque possiamo essere richiamati se intervengono stimoli sufficienti a interromperlo.

Si svolge in una serie di cicli naturali, caratterizzati da differenti comportamenti del cervello che si ripetono più volte ogni notte.

Per quanto riguarda la durata del sonno, è inevitabile sottolineare come oggi il 16% degli adulti dorma abitualmente meno di sei ore a notte, il 24% raggiunga a stento le sette ore, il 31% le otto ore e finalmente il 26% riposi per otto o più ore (dati del 2005).

Come è stato possibile osservare nelle pagine precedenti, il sonno è quantitativamente e qualitativamente diverso a seconda dell'età del soggetto studiato.

In generale, come vedremo, dalla nascita fino alla vecchiaia, è possibile rilevare un graduale cambiamento del tempo totale che le persone trascorrono dormendo. Anche la percentuale di sonno trascorso in fase REM risente di queste variazioni e diminuisce gradualmente con il trascorrere degli anni.

Il sonno nei neonati (da zero a dodici mesi)

L'infanzia è un periodo di profondi cambiamenti nel ritmo e nella struttura elettrica del sonno.

Durante le prime settimane di vita i neonati utilizzano circa il 65% del loro tempo per dormire e mostrano un modello di ritmo sonno-veglia definito polifasico: brevi periodi di sonno e di veglia.

Già al secondo mese di vita appare un iniziale ritmo circadiano, con maggiore quota di sonno durante la notte rispetto al giorno; tuttavia, il sonno del neonato è ancora molto influenzato e governato da altre due istintive e fondamentali necessità: la fame e la sazietà. A causa delle necessità legate all'alimentazione, i periodi di sonno si alternano approssimativamente ogni tre ore.

Su queste basi, è possibile comunque distinguere, attraverso lo studio dell'elettroencefalogramma, il dormire del neonato in "sonno attivo" e "sonno tranquillo", momenti peraltro già riscontrabili nel feto.

Il sonno tranquillo è simile al sonno non-REM ed è caratterizzato da una lenta e costante respirazione e dalla mancanza di movimento degli occhi e dei muscoli.

Il sonno attivo è invece contrassegnato da movimenti frequenti (per esempio i movimenti di suzione o del sorriso), da attività oculari e da respirazione irregolare. Quest'ultimo viene così ritenuto un precursore del sonno REM vero e proprio, poiché i neonati non hanno ancora sviluppato i meccanismi neurali responsabili della paralisi muscolare durante il vero sonno REM.

Osservazioni effettuate nella prima infanzia hanno permesso di descrivere un terzo stato di sonno, chiamato "indeterminato", che combina caratteristiche del sonno attivo e di quello tranquillo ma che non può essere chiaramente definito con l'elettroencefalogramma. Con il progredire della maturità infantile, comunque, il cosiddetto "sonno indeterminato" evolve in REM.

Per i neonati, un singolo periodo di sonno è costituito da uno o due cicli di sonno, ognuno dei quali dura circa cinquanta-sessanta minuti. Si stima che la maggior parte dei

neonati spenda circa il 14% del tempo nel sonno tranquillo e il 50% nel sonno attivo.

Giunti a tre mesi di età, il 25%-50% del tempo di sonno sarà speso in sonno tranquillo mentre il 34%-55% del tempo in sonno attivo. Questa tendenza continua per tutto il resto del primo anno di vita.

A sei mesi i bambini iniziano a addormentarsi attraverso il sonno non-REM piuttosto che arrivare direttamente al REM; contemporaneamente, il sonno REM aumenta e inizia a caratterizzarsi per la tipica assenza di movimenti muscolari (atonia).

La maturazione di questi processi è interessante. Intorno ai due-tre mesi di età si sviluppa una maggiore sensibilità a stimoli come luce e buio, e una graduale transizione dal modello di sonno del periodo neonatale a un modello caratterizzato da periodi più lunghi di veglia diurna e notturna (o almeno, si spera per i genitori). Tra i sei e i nove mesi di età, la maggior parte dei neonati inizia a dormire tutta la notte, di norma per un periodo di dieci-dodici ore, più due o tre sonnellini diurni che rappresentano altre due-quattro ore di sonno totale giornaliero.

In conclusione, la durata totale del sonno diminuisce nel corso del primo anno di vita, al termine del quale i bambini mostrano significativi incrementi del periodo di sonno notturno rispetto al diurno, una diminuzione nel tempo trascorso nella loro culla e una riduzione dei risvegli notturni.

Il sonno in età prescolare (uno-sei anni)

Gli studi che esaminano la durata del sonno nei bambini in età prescolare (da uno a sei anni) indicano una costante diminuzione della quantità totale di sonno giornaliero nell'arco dei primi tre anni di vita.

Quasi tutti i bambini, inoltre, introducono almeno un pisolino pomeridiano a due anni di età; successivamente, la maggior parte di essi lascia questa abitudine tra i quattro e i cinque anni. Tra i fattori in grado di influenzare la consuetudine del bambino al riposino pomeridiano, troviamo gli orari scolastici, le preferenze culturali familiari, la routine della famiglia.

Da ricordare

Un neonato dorme circa diciassette ore al giorno e il 50% di quel tempo è trascorso in una fase paragonabile a quella REM.
A quattro anni dorme circa dieci ore giorno e il 25-30% del tempo è speso in fase REM.

Il sonno tra i sei e i dodici anni

Tra i sei e i dodici anni il sonno è maggiormente stabilizzato e, in assenza di rilevanti fattori di disturbo, la maggior parte dei bambini dorme circa dieci ore per notte e si sveglia spontaneamente a prescindere dagli orari scolastici.

La pubertà può comparire al termine di questa fascia di età e influenza molte funzioni organiche, tra cui la temperatura, la statura, l'appetito, ma anche il ritmo circadiano sonno-veglia, posticipando l'orario del sonno fino alle 23 o anche più tardi. Questo deriva da una ritardata secrezione della melatonina rispetto a quanto si verifica nel bambino e nell'adulto.

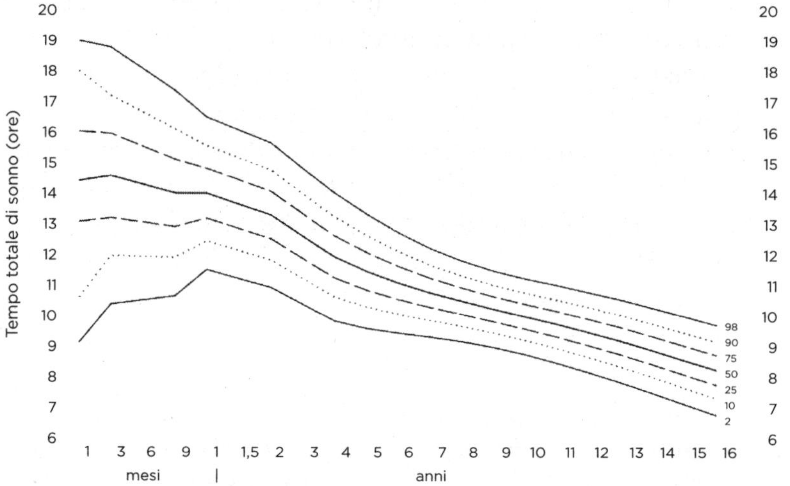

Figura 3. Durata totale del sonno nel bambino.

Il sonno nell'adolescente

L'adolescenza e l'età adulta sono differenti: anche se oggi, fisicamente, gli adolescenti raggiungono molto presto altezza e peso da adulti, il loro cervello è ancora in formazione. Ciò comporta differenti necessità relativamente al bisogno di sonno e rende sempre più tangibile quanto sia indispensabile rispettare e educare a una corretta igiene del dormire.

Rispetto agli adulti, gli adolescenti hanno bisogno di dormire di più (almeno nove ore). Non solo. A complicare la situazione c'è il loro orologio biologico che determina a quell'età un ritmo circadiano spostato in avanti: la tendenza è ad andare a letto più tardi e alzarsi altrettanto più in là al mattino. E poi c'è la grande avventura fisiologica della crescita e della definizione sessuale, con i processi ormonali che concludono lo sviluppo corporeo.

Tuttavia, la storia delle nostre civiltà ha associato gli adolescenti agli adulti e così sono stati ideati e attuati i programmi di insegnamento nelle scuole: gli adolescenti devono alzarsi presto (alle 6 o alle 7 del mattino) per andare a scuola e sono così privati di parte del sonno necessario, che per loro sarebbe utile concludere invece alle 8 o oltre per arrivare a completare il fabbisogno relativo all'età.

Questo interferisce sicuramente con il grado di attenzione che riescono a esprimere al mattino nelle prime ore di scuola c in definitiva con le loro prestazioni intellettuali.

Ricordando che l'adolescenza – tranne alcuni casi – non è infinita, una proposta apparentemente semplice, mai attuata per le scuole superiori, sarebbe quella di ritardare l'orario scolastico di un'ora. In tal modo gli adolescenti potrebbero guadagnare un tempo di sonno sufficiente alle loro specifiche e peculiari necessità biologiche. Non si è presa in considerazione la possibilità di mandarli a letto prima, ma diversi ricercatori affermano di aver basato i loro studi sull'esame dei ritmi biologici.

Finalmente, intorno ai vent'anni, quelli che chiamiamo ancora adolescenti dovrebbero adottare un modello di sonno più simile a quello degli adulti. Iniziano a dormire circa sette-otto ore per notte, con il 20% circa di sonno REM. Quanti di loro in verità lo fanno? Non molti, secondo le più recenti statistiche.

Da un buon riposo dipende lo sviluppo ottimale degli adolescenti. Un soddisfacente periodo di sonno riduce sicuramente lo stress cronico, condizione estremamente frequente nell'adolescenza, soprattutto sotto forma di insoddisfazione della propria immagine, riduzione dell'autostima, irritabilità e impulsività, scarso rendimento scolastico, pessimismo e depressione.

Lo stress può provocare un aumento del regolare ritmo di secrezione del cortisolo, l'ormone che regola la nostra risposta emotiva alle varie vicissitudini: questa alterazione esaspera l'aggressività del soggetto, favorisce la chiusura in se stesso e crea squilibri in tutto l'organismo, disinibendo, per esempio, il sistema immunitario. Inoltre, il cortisolo viene prodotto anche durante le ore notturne e interferisce con il rilascio di melatonina, arrivando a generare insonnia.

Si innesca così un circolo vizioso: lo stress cui sono sottoposti quotidianamente gli adolescenti causa la produzione di un quantitativo eccessivo di cortisolo e contrasta gli effetti della melatonina. Di conseguenza, il giovane non riuscirà a dormire in maniera adeguata e durante il giorno sarà non solo sonnolento, ma anche irritabile e aggressivo, non riuscendo a fronteggiare i nuovi eventi stressanti che a loro volta determinano nuovamente il rilascio di cortisolo.

Un sonno insufficiente ha un forte impatto sulla vita dei ragazzi, sia per quanto riguarda la qualità delle loro attività quotidiane, sia per la percezione dei contesti nei quali si trovano.

Da qui si evince l'importanza dei numerosi studi sul sonno effettuati negli ultimi anni, che hanno visto come protagonisti proprio gli adolescenti. Una ricerca, per esempio, ha indagato le risposte biologiche a un fattore di stress come la valutazione sociale, con un intervallo di due anni su duecentodiciassette adolescenti: i risultati hanno mostrato che durante l'adolescenza esiste un aumento della sensibilità a tale elemento di giudizio sociale, e che la produzione di cortisolo è accresciuta e anche anticipata rispetto a ragazzi non sottoposti a questo tipo di evento stressante. Altri studi hanno confermato che gli adolescenti, senza alcun tipo di fattore esterno come orario di sveglia mattutina, luce e rumori, dormirebbero all'incirca nove ore per notte.

Si può facilmente osservare che un grande numero di ragazzi risulta oggi costantemente in debito di sonno durante tutto l'anno, situazione a cui fa seguito un calo del rendimento scolastico.

Più del 60% dei ragazzi di età compresa tra i diciassette e i ventiquattro anni è stato definito *poor-quality sleeper*, "dormitore di scarsa qualità", con problemi fisici e psicologici, mentre è stato ampiamente dimostrato che un sonno adeguato ha effetti positivi sull'apprendimento, la memoria, l'attenzione e l'autocontrollo.

Diverse ricerche, anche interculturali, rafforzano il concetto che la perdita di sonno notturno tra gli adolescenti è inevitabilmente associata alla difficoltà nel concentrarsi durante lo svolgimento dei compiti, riducendo le performance scolastiche tanto quanto i disturbi del tono dell'umore e l'abuso di sostanze.

Inoltre, la privazione costante del sonno notturno può presentare anche altri rischi, come un aumento del rischio di lesioni e incidenti, in particolare durante la guida (microcar e/o motocicli), l'induzione all'aumento dell'uso di stimolanti – in particolare caffeina, nicotina, alcol e sostanze simili –, problemi emotivi e comportamentali, stato d'animo negativo e aggressività. In molti casi il semplice trattamento dei disturbi del sonno può ridurre i problemi comportamentali.

Il sonno dell'adolescente in numeri

- Il sonno inizia con la fase non-REM.
- Il sonno non-REM e il sonno REM si alternano con un periodo di circa novanta minuti.
- Il sonno a onde lente predomina nel primo terzo della notte, mentre il sonno REM predomina nell'ultimo terzo

ed è collegato al ritmo circadiano della temperatura corporea.

- I risvegli rappresentano meno del 5% del tempo totale di sonno.
- Lo stadio 1 costituisce generalmente circa il 2-5% del sonno.
- Lo stadio 2 costituisce generalmente circa il 45-55% del sonno.
- Lo stadio 3 costituisce generalmente circa il 3-8% del sonno.
- Lo stadio 4 costituisce generalmente circa il 10-15% del sonno.
- Il sonno non-REM, complessivamente, è di solito tra il 75% e l'80% del sonno.
- Il sonno REM è compreso tra il 20% e il 25% del sonno.

Il sonno dall'età adulta alla vecchiaia

Sappiamo per esperienza che via via che si cresce con l'età si ha bisogno di una minore quantità di ore di sonno rispetto a un giovane per sentirsi riposati.

Ma allo stesso modo possiamo notare come molti anziani soffrano comunque di sonnolenza diurna a causa di un sonno non ristoratore, oppure manifestino seria insonnia e facciano uso cronico di farmaci per dormire.

Cosa provoca problemi di sonno andando avanti con l'età?

Con l'invecchiamento, gli schemi fisiologici del sonno cambiano. Si raggiungono meno ore di riposo, il risveglio mattutino è solitamente precoce e quelli notturni indesiderati diventano quasi abituali (spesso semplicemente per urinare, fino a due-tre o più volte per notte, oppure per bere o per alcune patologie).

Anche il fabbisogno di sonno è diverso.

Se si raccomandano da sette a nove ore di sonno per

notte negli adulti, quanto dovrebbe dormire un anziano per sentirsi riposato? E la mancanza di un sonno regolare gioca un ruolo importante nella vita di una persona con più di sessantacinque anni?

Dopo aver raggiunto i sessant'anni, il tempo totale di sonno necessario scende a sei ore e mezzo al giorno. Il sonno REM è ridotto percentualmente, rimanendo almeno in un primo momento sempre al 20% (salvo ridursi progressivamente con l'età) e vi è la tendenza ad aggiungere un sonnellino durante il giorno.

I principali sintomi relativi a un disturbo del sonno tra persone con più di sessant'anni sono solitamente caratterizzati da un ritardo nell'addormentamento, dalla difficoltà a mantenere il sonno e dalla presenza di apnee notturne. Si rilevano, inoltre, modificazioni delle strutture cerebrali che regolano le attività ritmiche del corpo, in particolare quelle del nucleo soprachiasmatico, che sappiamo essere il nostro orologio biologico per il ritmo sonno-veglia.

Le cause di tali disturbi sono molteplici.

Nell'anziano sono maggiormente presenti patologie respiratorie (bronchite cronica o insufficienza respiratoria), cardiovascolari (arteriosclerosi, ipertensione arteriosa, aritmie, angina, insufficienza cardiaca), gastroenteriche (diverticolosi, stipsi), neurologiche (morbo di Parkinson, morbo di Alzheimer), urinarie (incontinenza vescicale, ipertrofia della prostata), endocrine e reumatologiche (artrite), che hanno un rilevante ruolo nella genesi dell'insonnia.

Anche le terapie farmacologiche, con medicine spesso prescritte con posologie che prevedono molteplici assunzioni, possono alterare il ritmo sonno-veglia.

Purtroppo, in una normale visita medica le notizie che riguardano il sonno sono solitamente poco approfondite e, a causa del tempo impiegato a controllare le patologie croniche presenti nell'anziano, il sonno passa in secondo piano o non viene considerato affatto.

Il medico può fare ricorso ai cosiddetti "diari del sonno", che il paziente deve compilare quotidianamente per almeno un mese con annotazioni su addormentamento, veglia ed eventuali risvegli notturni, più o meno lunghi, così come sull'assunzione di farmaci, caffè o alcol. Un altro metodo utile nel caso dei pazienti anziani è l'osservazione del sonno da parte del coniuge o di un infermiere. Lo strumento medico più efficace ed oggettivo per lo studio del sonno è il polisonnigrafo, in grado di registrare e definire parametri come il periodo di addormentamento, la durata e il mantenimento del sonno, il risveglio o le veglie notturne e altri fattori di disturbo rilevabili all'elettroencefalogramma, oltre che di studiare la funzione respiratoria e alcune sue eventuali anomalie come le apnee. È infine possibile indagare un disturbo di cui parleremo più avanti, che riguarda i movimenti notturni degli arti inferiori, per identificare la sindrome delle gambe senza riposo.

Cosa fare nei disturbi del sonno dell'adulto e dell'anziano

Un primo tentativo terapeutico per i problemi di sonno deve essere di tipo non farmacologico, consistente nel mantenere alcune norme comportamentali che possono essere viste come delle regole per un buon sonno (vedi la scheda successiva).

La maggior parte delle persone adulte e anziane dorme con il coniuge, e di conseguenza sono condivise tutte le scelte relative a letto, cuscini, materassi, luce, rumori, finestre.

Prima di intraprendere terapie farmacologiche per il sonno, nel caso di un soggetto anziano, che di solito fa già uso di molti altri medicinali, va verificato l'orario di assunzione di farmaci in grado di determinare insonnia. Non solo. A causa della concomitante interazione di più farmaci, anche un medicinale considerato "innocuo" potrebbe invece risultare del tutto inutile o addirittura mostrare effetti inaspettati e contrari (paradossi) con notevole disagio per il paziente. Come vedremo più avanti, il trattamento farmacologico dei pazienti anziani va considerato con particolare attenzione, anche nel caso di disturbi frequenti come l'insonnia.

Pur se faticoso e poco gradito da parte di chi al mattino vorrebbe provare a recuperare i minuti di sonno ritenuti persi, l'orario del risveglio deve essere rispettato il più possibile, cercando di alzarsi a un'ora prestabilita in modo che l'organismo possa mantenere il suo ritmo sonno-veglia.

Per lo stesso motivo sono da evitare sonnellini pomeridiani troppo lunghi (meglio fermarsi a venti-venticinque minuti).

La sonnolenza diurna, che frequentemente colpisce la popolazione anziana, non è dovuta a noia o inattività ma è sintomo di un disturbo del sonno da non trascurare assolutamente; è infatti un fattore strettamente associato alla mortalità cardiovascolare.

Solo dopo aver esaminato ed essere intervenuti su queste condizioni si dovranno prendere in considerazione le cure farmacologiche in un soggetto anziano.

Norme comportamentali per un buon sonno

- Non assumere caffè o sostanze contenenti caffeina la sera; evitare di fumare prima di coricarsi; bere alcol in quantità moderate.

- Stabilire l'ora della cena in modo che si svolga almeno due ore prima dell'ora di coricarsi.
- Andare a dormire e risvegliarsi possibilmente sempre alla stessa ora, anche nei periodi di vacanza e nei fine settimana.
- Sviluppare e mantenere un rituale serale prima di andare a dormire (bagno caldo, leggere qualche pagina di libro, bere una tisana o latte), creando così condizionamenti positivi e propiziatori del sonno.
- Evitare che la temperatura nella stanza in cui si dorme sia troppo elevata o eccessivamente bassa; fare anche in modo che la camera da letto sia silenziosa e tranquilla per tutta la notte.
- Pensare al letto, al cuscino e al materasso come ai più comodi al mondo.
- Usare se possibile il letto solo per dormire (non per guardare la TV, per mangiare, leggere, riposarsi, pensare, scrivere).
- Cercare di non addormentarsi davanti alla TV.
- Evitare di pensare a ciò che si farà il giorno successivo o ripensare troppo a lungo a ciò che è accaduto nel corso della giornata appena terminata; lasciare che la mente divaghi tra luoghi o scenari liberi, casuali e immaginari, fuori dal quotidiano.
- Se non c'è addormentamento, evitare di rigirarsi a lungo nel letto, ma alzarsi, fare altro o andare in un'altra stanza.

3

IL RITMO SONNO-VEGLIA E L'OROLOGIO BIOLOGICO

I cicli del sonno

Quali sono fasi e tempi dei processi che si svolgono nel cervello mentre siamo addormentati?

Come abbiamo visto il sonno è scandito da più periodi che si susseguono: il cervello inizia il sonno nella fase non-REM passando per tutti e quattro gli stadi, durante i quali il corpo rafforza il proprio sistema immunitario, "costruisce" o aggiorna strutture come muscoli e ossa e rigenera tessuti. Poi ritorna allo stadio 1 o 2, infine entra nella fase REM, compiendo così quello che viene considerato un ciclo.

I cicli si ripetono fino al risveglio, di solito sono quattro o cinque per notte.

Nei vari stadi possono manifestarsi percezioni diverse: abbiamo già visto che il sonno REM è la fase dei sogni più elaborati, oppure, per esempio, che nello stadio 1 si possono avvertire sensazioni diverse: cadere, avere spasmi muscolari improvvisi, essere toccati da qualcuno; infine negli stadi 3 e 4 è possibile avere, in particolare al mattino, sogni che si definiscono "lucidi".

Sogni "lucidi"

Anche se il termine "lucido" significa chiaro, il sogno lucido è più di un sogno chiaramente comprensibile.

Per avere un sogno lucido è necessario sapere che si tratta di un sogno, mentre si sta sognando.
Non si richiede che sia possibile controllare qualsiasi cosa nel sogno, anche se il controllo è ciò che le persone mirano ad avere in esso.
Tutti siamo attratti dall'idea dei sogni lucidi, perché vogliamo essere in grado di fare, almeno mentre dormiamo, le cose che non potremmo mai fare nella realtà, come per esempio togliersi il gusto liberatorio di incendiare qualcosa o provare l'emozione di volare o semplicemente correre più veloce di tutti.
Si dice che i sogni lucidi diano energia e facciano svegliare le persone più riposate.

I regolatori

La funzione regolatoria del sonno passa attraverso un orologio interno. Ma da solo non potrebbe funzionare: come tutti i meccanismi del cervello, ha bisogno di gruppi di cellule che ne completano l'azione. Queste strutture cellulari, la cui integrità è determinante, sono situate in una zona molto antica e protetta dell'encefalo (tra cervello e midollo spinale): la *sostanza reticolare.*

Il nome non dice molto, ma proviamo a paragonare la rete di queste cellule a un sistema di comunicazione tipo i social network: quasi tutti i neuroni che la compongono costituiscono infatti una rete diffusa di connessioni e la distribuzione delle loro terminazioni raggiunge il cervello e il midollo spinale.

La sostanza reticolare assolve numerose funzioni:

- Induce lo stato di veglia. Infatti, una stimolazione elettrica diffusa della sostanza reticolare provoca un'imme-

diata attivazione della corteccia cerebrale e il risveglio istantaneo.
- Controlla il tono muscolare con le diramazioni al midollo spinale (che è importante ridurre nel sonno).
- Regola i movimenti respiratori e l'attività cardiaca.
- Provoca, se danneggiata, sonnolenza e addirittura il coma.

Le cellule della sostanza reticolare, per funzionare e mantenere lo stato di veglia, si avvalgono di molti mediatori chimici, tra cui la serotonina e l'adrenalina. Tuttavia, ogni ventiquattr'ore, il sistema di eccitazione alla veglia viene inibito e inizia il sonno, per azione di differenti molecole.

Dall'interazione tra l'azione di molecole che agiscono in senso eccitatorio (veglia) e il sistema di molecole inibitorie contrapposto (sonno) risulta nascere un comportamento simile a quello di un interruttore elettrico, detto ON-OFF, che permette all'organismo di mantenere una stabile alternanza di veglia e di sonno. Più propriamente, si assiste a un'oscillazione di funzione, con movimento di andata e ritorno al punto di partenza, come accade con il pendolo.

Il caso di Maria Concetta: relazione tra disturbi del sonno, fatigue *e sclerosi multipla*

I disturbi del sonno emergono come un disturbo frequente nei pazienti con sclerosi multipla, anche se, a causa dei tanti condizionamenti che la patologia esercita, sono spesso clinicamente sottovalutati dalla maggior parte dei medici. Quelli più comuni sono l'insonnia, i disturbi del movimento, le apnee notturne, la narcolessia e l'eccessiva sonnolenza diurna, oltre che la sensazione di affaticamento e la riduzione della fase REM del sonno.

Maria Concetta, una donna di settantasei anni affetta da sclerosi multipla (rilevata più di trentadue anni prima) mostra da diciott'anni una grave e scarsamente trattabile sonnolenza diurna, insonnia cronica, *fatigue*, con un deleterio impatto sulla evoluzione della sua malattia, sulle già limitate attività domestiche, sulla vita di relazione e sociale e sulla qualità stessa della vita. A poco a poco, ha evidenziato gravi limitazioni nel camminare e nella mobilità in casa. Questi sintomi sono stati confermati dal marito, che ha dichiarato che il sonno della moglie durava meno di sei ore ed era accompagnato da un leggero russamento. Al di là di questo, la paziente non mostrava altre irregolarità: il suo indice di massa corporea era 19,2, la circonferenza del collo era di 34 centimetri.

La donna lamentava che i suoi problemi erano costanti, e le è stata ipotizzata una depressione. Aveva una lunga storia neurologica di trattamento farmacologico per l'insonnia: da molti anni prendeva benzodiazepine, ipnotici non benzodiazepinici, e diversi antidepressivi, senza alcun effetto.

La paziente è stata sottoposta a una polisonnografia notturna che ha rivelato un'architettura del sonno compromessa. Una risonanza magnetica cerebrale ha confermato alterazioni legate alla sclerosi multipla anche in corrispondenza della sostanza reticolare. Le è stata prescritta una terapia basata su altri farmaci (quetiapina, trazodone, escitalopram) e la seconda visita al Centro del sonno e la nuova polisonnografia hanno indicato un effettivo miglioramento del riposo notturno del paziente. Questo nuovo trattamento tiene infatti conto delle specifiche lesioni dovute alla sclerosi multipla sulla sostanza reticolare, che possono determinare l'efficacia o l'inefficacia delle terapie farmacologiche: pur non essendoci linee guida specifiche per il trattamento di insonnia nei pazienti con sclerosi multipla, è possibile individuare i giusti strumenti per l'analisi dei disturbi e una terapia efficace.

In aggiunta all'importanza dei cicli con cui il sonno si sviluppa, esistono altri elementi che giocano un ruolo molto importante nel determinare il ritmo sonno-veglia.

Chi non ha mai sentito parlare di ritmo circadiano, di jet lag, di orologio biologico, degli effetti sull'organismo del cambio dell'ora legale?

Tuttavia, pur facendo largo uso di termini medici, la maggior parte delle persone non sa esattamente come funzionino questi processi biologici.

È utile ricordare che la Terra completa la rotazione su se stessa in ventiquattr'ore e che gli uomini hanno definito la loro evoluzione scandendo veglia e riposo in base ai periodi di luce e buio che la natura mette a disposizione. Attivi e svegli quando c'è la luce, prossimi al riposo quando il sole cala.

Tutto avviene attraverso una specie di cronometro interno che scandisce il tempo grazie ad automatismi cellulari e ormonali legati al sorgere e al tramontare del sole, quindi intrinsecamente connessi a un più vasto meccanismo naturale. Si tratta del cosiddetto orologio biologico.

L'importanza di vivere seguendo il ritmo dell'orologio biologico è confermata dal profondo disagio che provano coloro che, per lavoro o per altre situazioni, devono sottoporsi a turni e di conseguenza non riescono a adattarsi facilmente alle ampie variazioni di orario cui sono vincolati e spesso hanno rendimenti inferiori alle loro possibilità.

Precisione dell'orologio biologico

Molte persone si ridestano automaticamente alcuni minuti prima che la sveglia suoni.

Impiegati abituati a interrompere l'attività lavorativa con l'approssimarsi del buio, il giorno dopo l'adozione dell'ora sola-

re, provano disagio nel dover continuare a lavorare ancora, mentre il buio della sera avanza, e la loro produttività può effettivamente risentirne.
Sono solo alcuni esempi di come il cervello possa governare in modo articolato e autonomo anche questa determinante funzione.

L'orologio biologico è situato in due piccoli nuclei di circa diecimila cellule ognuno, posti ai lati del cervello e incaricati di portare impulsi dalla retina alle zone cerebrali preposte alla visione, controllando inoltre altri dieci milioni di cellule. In questo modo, l'organismo umano si adatta all'armonia della natura con un regolare avvicendamento di sonno e veglia che, come abbiamo detto, è definito ritmo circadiano.

A riprova che la vita è un insieme di equilibri e ritmi biologici, il concetto di ritmo circadiano relativo al dualismo sonno-veglia trova applicazione anche in una vasta serie di ritmi fisiologici, che possono essere di durata superiore alle ventiquattr'ore (ritmi infradiani) o inferiore (ritmi ultradiani), legati a più settimane come il ciclo riproduttivo femminile (circamensili) e infine all'arco di una anno (circannuali).

Il nome "orologio biologico" è dovuto al fatto che questi nuclei programmano il nostro ritmo sonno-veglia in relazione alle condizioni di luce-buio.
Ma come accade tutto ciò?
L'elemento fondamentale, lo start, è l'azione svolta dalla luce sulla retina, la struttura nervosa dell'occhio che consente di trasformare le particelle di luce – i fotoni – in visione.
La luce del giorno colpisce la retina: da qui un fascio nervoso,

chiamato retino-ipotalamico, conduce uno stimolo al nucleo (chiamato anche sovrachiasmatico in quanto è posto sopra al *chiasma* ottico).
Il nucleo a sua volta trasferisce messaggi ad altre parti dell'ipotalamo e del cervello e attiva un'ampia serie di risposte ormonali il cui aumento dei livelli nel sangue produce le funzioni biologiche necessarie alla veglia (per esempio: aumento della temperatura corporea, incremento della funzione tiroidea, dell'insulina, del cortisolo).

Nel 1997, alcuni ricercatori americani hanno identificato un gene che regola la produzione di una proteina i cui livelli sono intimamente legati ai ritmi circadiani: il gene *clock* ("orologio").

Questo gene regola anche diverse funzioni biologiche del corpo come quella riproduttiva, della crescita, dell'appetito, della temperatura corporea.

Nel nostro organismo, gli orologi biologici sono molti. In diversi organi (testicoli, ovaie, reni, stomaco, solo per citarne alcuni) sono state infatti ritrovate delle cellule particolari, che autonomamente presentano una attività elettrica ciclica nell'arco delle ventiquattr'ore, anche se isolate in provetta.

La consapevolezza sull'importanza dei ritmi biologici è relativamente recente: alla fine degli anni Cinquanta, non tutti i medici che si occupavano di sonno li tenevano in considerazione. Chi non credeva nell'orologio biologico, ipotizzava infatti che il sonno rispondesse a una serie di stimoli legati al *condizionamento esterno*, quali le interazioni sociali, il rumore, il senso di fame, addirittura i campi elettromagnetici.

L'esperimento che pose fine a ogni dubbio fu quello

del Max Planck Institute, in Germania. I ricercatori riuscirono a costruire ambienti totalmente isolati dagli stimoli esterni e privi di riferimenti temporali, in cui alcuni volontari furono posti in condizione di completo isolamento e al buio costante, per settimane o mesi. Nel decidere quando alimentarsi, lavarsi, dormire o essere svegli, i volontari potevano seguire dei ritmi spontanei: lo studio dimostrò che tendevano a mantenere un ciclo regolare sonno-veglia.

Il ciclo di venticinque ore

I ricercatori del Max Planck Institute riuscirono a identificare qualcosa che ancora oggi non ha avuto una spiegazione scientifica esauriente: i volontari tendevano a stabilizzare il loro ritmo sonno-veglia in assenza di sincronia con il mondo esterno adottando un ciclo giornaliero di venticinque ore e non di ventiquattro. Che la rotazione della Terra abbia subito una lieve accelerazione ancora non assorbita dall'evoluzione?

A partire da quelle fortunate esperienze, molto seguite dai mezzi di comunicazione del tempo e ancora oggi nella memoria di chi le aveva vissute in diretta, altri ricercatori (veri e propri speleologi) hanno compiuto ulteriori ricerche attraverso le quali diversi fattori sono risultati importanti nel determinare non tanto e non solo la durata del sonno, quanto la sua qualità. Primo tra tutti la temperatura corporea e il suo ritmo giornaliero: quando la temperatura del corpo si abbassava, i volontari degli esperimenti avevano un riposo migliore mentre gli stessi lamentavano un sonno disturbato se si coricavano nelle fasi in cui la temperatura aumentava.

Le "porte" del sonno

Questa relazione tra la temperatura corporea e il ritmo circadiano del sonno ha permesso anche di comprendere, almeno in parte, il fenomeno delle porte e delle zone proibite del sonno.

Ogni giorno, tra le ore 21 e le 4 del mattino in corrispondenza dell'abbassamento della temperatura corporea, in un particolare momento distinto per ogni individuo, è più facile passare dalla veglia al sonno: questa fase viene definita *porta del sonno principale*.

Diversamente, il pomeriggio, tra le 14 e le 16 circa, abbiamo a disposizione un altro momento in cui è più facile addormentarci, la cosiddetta *porta del sonno secondaria*, anche se in questo caso la temperatura corporea, a differenza del precedente momento notturno, è in genere al suo massimo.

Ciò induce a ritenere che esistano molti ritmi circadiani in grado di influenzare il ritmo sonno-veglia.

Prima di ciascuna porta del sonno vi sono dei periodi in cui è molto più difficile passare dalla veglia al sonno, chiamati *zone proibite*.

4

LE CONDIZIONI PER UN VERO SONNO RISTORATORE

Un grande medico, nottetempo, aveva perso le chiavi della propria autovettura e non sapendo come aprire la portiera cercava disperatamente di trovarle lungo la strada.

Un passante gli chiese cosa fosse accaduto e, saputolo, domandò come mai cercasse le chiavi solamente sotto la luce dei lampioni. La risposta fu che solamente lì era possibile vedere qualcosa.

Sono stati pubblicati molti libri e manuali sul sonno e i suoi disturbi. Il tema è stato affrontato in tante trasmissioni radiofoniche e programmi televisivi, e nel web sono migliaia i siti in tutte le lingue che promettono rimedi per dormire, siano essi suggerimenti per un diverso comportamento da seguire la sera o per l'acquisto di un'infinità di oggetti o farmaci. Tuttavia, come spesso accade, i rimedi proposti non solo sono evidentemente poco efficaci, ma tengono in scarsa considerazione le differenti necessità che ogni individuo presenta.

Rispetto alle centinaia di suggerimenti per dormire bene o ai decaloghi che ricordano molto una parodia delle Tavole della Legge, in realtà, sulla base dell'esperienza raggiunta, credo che solamente l'attento ascolto da parte del medico del disturbo narrato da un paziente in visita possa condurre a elaborare i consigli per l'adozione di uno stile di vita che davvero favorisca il sonno. E questo, limitando a meno di dieci i comportamenti consigliati da mettere in atto per ottenere efficaci risultati.

Questa soluzione è, senza dubbio, molto diversa dal tentare di istruire le persone a promuovere comportamenti e rituali troppo generici che probabilmente poco hanno a che vedere con il loro quadro clinico, come la ricerca delle chiavi sotto il lampione ci insegna.

L'elemento base di questo processo di analisi e terapia è l'identificazione del bisogno del paziente, il riconoscimento del suo debito di sonno e l'individuazione delle possibili cause: sapere da quando ha origine il disturbo e se vi sono correlazioni con altre situazioni legate alla salute. Poi la valutazione del suo ambiente domestico, del lavoro, la propensione all'esercizio fisico o meno, la dieta e l'assunzione di particolari cibi o bevande, il fumo, l'alcol, sostanze, tensioni familiari o lavorative, lo stress eccetera. Infine bisogna tenere in massima considerazione le aspettative ed eventualmente rivederle alla luce della valutazione medica.

Buone abitudini

Il primo approccio terapeutico al disturbo del sonno comporta un deciso orientamento educazionale, che precisi le consuetudini da eliminare e segnali le buone abitudini da adottare per tentare di avere un sonno sano e ristoratore. Per questo, è necessario un attento esame dei comportamenti che interferiscono con il sonno, e un'autoverifica delle proprie abitudini può costituire un aspetto rilevante nella cura dei disturbi.

Le persone possono essere istruite a migliorare la propria igiene del sonno mantenendo un riposo regolare, evitando alcol e caffeina la sera, eseguendo esercizio fisico regolare, eludendo attività stressanti prima di coricarsi.

Le terapie di rilassamento come la meditazione, la respirazione profonda e la distensione muscolare possono risultare utili.

Spesso è vantaggioso modificare i propri comportamenti in modo da non trascorrere molto tempo svegli nel letto: in questo modo, come vedremo, si può associare il fatto di essere sdraiati a letto con il dormire (il letto non serve per guardare la TV, mangiare, leggere, riposarsi, scrivere).

L'ambiente in cui si dorme

Prima di giungere a una cura farmacologica, che molto spesso è il paziente stesso a non desiderare, è corretto e giusto dedicare un tempo adeguato al concetto che il letto non è solo il luogo ove le varie terapie dei disturbi del sonno troveranno la loro realizzazione, ma è esso stesso una parte rilevante del trattamento.

La stanza in cui si dorme dovrebbe essere silenziosa, abbastanza grande, pulita, tranquilla, buia, profumata secondo il nostro piacere, arredata e tinteggiata appropriatamente. Tutti questi elementi facilitano il sonno e, se applicati, potrebbero funzionare indistintamente per ognuno di noi.

La maggior parte delle persone, di fatto, vive in città e in condomini con appartamenti affastellati l'uno sull'altro, vicini a volte rumorosi, locali invasi dalla tecnologia, camere minuscole, letti bassi e stretti che fanno anche da contenitori per biancheria e talora diventano luogo di lavoro; a volte, poi, si ama mangiare a letto.

Tutto questo è sbagliato?

Se abbiamo un disturbo del sonno, qualche cambiamento lo si deve accettare, ma sempre ricordando di progettare azioni sostenibili, sia dal punto di vista economico sia sotto il profilo delle nostre preferenze. Inoltre non va dimenticato che alcune persone dormono serenamente ed efficacemente anche in situazioni per altri inverosimili.

Il vero problema da risolvere rimane comunque il disturbo del sonno. Ma occuparsi adeguatamente dell'ambiente domestico favorisce il successo di una cura.

Non dimentichiamo, infatti, che non solo è impossibile dormire in posizione verticale – cadremmo non appena i muscoli iniziassero a rilassarsi –, ma che nemmeno seduti riusciremmo a riposare se non per uno o due cicli di sonno. La posizione clinostatica (sdraiati) è quella che attua il maggiore piano di contatto con il supporto su cui abbiamo deciso di dormire e può rilassare i muscoli nel modo migliore.

Letti e materassi sono disponibili in infinite tipologie di modelli e materiali.

Per quanto riguarda la posizione che assumiamo durante il sonno, dovremmo sempre immaginare la pressione del corpo sul materasso: maggiore sarà il piano di contatto tra il corpo e il materasso, minore sarà la contropressione per centimetro quadrato di superficie cutanea. Dopo aver passato del tempo nel letto, sarà automatico modificare con una variazione della postura la pressione, che dipenderà dalla posizione dominante nel sonno, dal peso corporeo, dalle dimensioni del piano di contatto e dalla rigidità del materasso.

Finché si è in perfetta salute, non si avranno problemi a trovare un piano di contatto più ampio con il materasso e non ci si sveglierà con facilità. Diversa è la condizione nelle alterazioni dello stato di salute, compresa l'insonnia.

Se il corpo registra troppa contropressione durante il sonno, cambia posizione (insomma, si gira) per evitare lesioni da pressione, e questo richiede uno sforzo muscolare. Se ciò avviene nel sonno profondo e durante la fase REM, questi movimenti frammentano gli stadi del riposo e determinano la successiva necessità di recuperare il precedente rilassamento muscolare, danneggiando la qualità del sonno stesso.

Spesso è indispensabile favorire la correzione della propria posizione corporea durante il sonno, poiché esami clinici e strumentali (come per esempio la polisonnografia) possono indicare con chiarezza come buona parte dei disturbi organici notturni si manifesti prevalentemente in una specifica posizione, quasi sempre quella supina. In questi casi, può essere consigliata l'assunzione di una posizione laterale, avendo cura di testimoniare in modo sicuro (con un esame strumentale come la polisonnografia) la validità di tale decisione, rilevandone gli effetti nel tempo.

Anche in questa direzione, la tecnologia ha compiuto importanti progressi, riuscendo a personalizzare le soluzioni dei supporti più importanti, creando per esempio cuscini e materassi che aiutano a mantenere determinate posizioni durante la notte.

Di non minore importanza appare la loro scelta. Dovranno evitare di contenere prodotti chimici come cloro, ammoniaca, formaldeide, cera di silicone, metalli pesanti, tutti elementi che potrebbero determinare allergie ed essere fonti di problemi respiratori.

Si deve, inoltre, ricordare che la maggior parte delle persone dorme con un partner: tutte le scelte su letto, cuscini, materassi, luce, finestre, dovranno essere condivise. Un partner che russa può minare non solo un buon riposo e la salute, ma anche la qualità delle stesse relazioni di coppia.

Ruolo degli alimenti e delle bevande sul riposo

Alcune bevande possono incidere sulla quantità e qualità del sonno notturno. Tra queste, prevalgono gli effetti della caffeina e dell'alcol.

La caffeina sembrerebbe avere un effetto sul mantenimento e rafforzamento dello stato di veglia: è questa una delle ragioni per cui se ne consumano centinaia di milioni di chili ogni anno.

Come se fosse un farmaco, anche la caffeina ha un suo comportamento nell'organismo di cui si dovrebbe tener conto. È necessario sapere che una dose di caffeina raggiunge normalmente 100 mg (una tazzina di caffè) e viene utilizzata (metabolizzata) con un ritmo del 50% ogni quattro-cinque ore. La durata della sua azione di stimolo è tuttavia individuale (cioè geneticamente stabilita). Inoltre la caffeina determina tolleranza e assuefazione, nel senso che con il passare del tempo ne avvertiamo sempre meno gli effetti.

Con queste basi, già si può decidere quando assumere un caffè per cercare di mantenere una buona concentrazione e quando invece degustarlo per il puro piacere, prevedendo se interferirà o meno con il nostro sonno.

Sarà utile anche tenere sotto controllo la tolleranza alla caffeina con una semplice sospensione dell'uso per un breve periodo, al termine del quale la tanto amata bevanda tornerà a svolgere i suoi effetti.

Il caffè consumato al momento di coricarsi può interrompere il ciclo sonno-veglia e lasciare effetti simili a un jet lag, tra cui una lentezza generale durante le ore diurne, risultato non sempre utile e funzionale.

Una doppia dose di caffè, assunta prima di andare a letto, compromette la funzionalità dell'orologio biologico (che stabilisce il ritmo sonno-veglia), spostandolo in avanti di circa quaranta minuti.

La caffeina è stata definita come la "droga psicoattiva" più popolare e consumata nel mondo.
Si trova naturalmente in oltre sessanta piante, tra cui il seme di caffè, le foglie di tè, la noce di cola e il cacao. In tutto il mondo le persone consumano caffeina su base giornaliera sotto forma di caffè, tè, cacao, cioccolato, alcune bevande analcoliche energizzanti e alcuni farmaci.

Poiché la caffeina agisce come stimolante, la maggior parte delle persone la utilizza dopo il risveglio, al mattino, o per restare vigili durante il giorno.

Se è importante notare che la caffeina, anche ad alte dosi, non può sostituire il sonno, è pur vero che essa può temporaneamente farci sentire più attenti, bloccando alcune sostanze chimiche che inducono il sonno e aumentando la produzione di molecole come l'adrenalina.
Recenti studi suggeriscono che la caffeina, a dosi proporzionalmente simili a quelle assunte dall'uomo, possa alterare l'orologio biologico anche di altri organismi e specie come le alghe, i moscerini della frutta e forse i topi. Al momento i risultati di questa ricerca sembrerebbero suggerire qualcosa che i bevitori di caffè già conoscono bene: niente caffè quando è tardi, se si vuole evitare la sensazione di torpore durante il giorno dopo a causa della mancanza di sonno.

Si potrebbe immaginare un ruolo per la caffeina nel trattare il jet lag, dal momento che sembrerebbe avere il potere di regolare l'orologio biologico in modo decifrabile.

L'alcol e il sonno

Diverso il discorso per l'alcol.

Parlare di consumo (diurno o serale) di alcol è molto differente rispetto al trattare di abuso, le cui considerazioni non sono ora inerenti.

Per chi vive in un Paese come l'Italia, il vino è considerato un alimento e così anche la birra.

Uno o due bicchieri di vino o di birra alla sera possono aiutare a far emergere il bisogno di sonno e quindi accentuano gli effetti della sonnolenza e della stanchezza accumulata durante il giorno. Se non si deve guidare un'autovettura, un camion o addirittura un aereo, sono effetti piacevoli, che inducono in molte persone una certa disponibilità a un facile addormentamento.

Del tutto diversa la situazione per chi, pur non avendo una storia di insonnia, è invece un russatore o un soggetto che di notte va in apnea. L'alcol ingerito la sera potrebbe rendere la contrattilità dei muscoli dilatatori della faringe meno efficiente, addirittura promuovendo e aggravando il russare e accentuando quei fenomeni di ostruzione delle prime vie respiratorie che sono alla base del fenomeno delle apnee notturne.

Rispetto all'architettura del sonno, il consumo di alcol può determinare una riduzione percentuale della durata della fase di sonno REM.

Tutte le bevande che contengono alcol potrebbero poi

interagire con i farmaci assunti per vari motivi il pomeriggio o la sera, con conseguenze che determinano sempre un sonno tormentato.

La melatonina

La melatonina è un ormone naturale prodotto dal cervello.

Quando il sole tramonta, il nostro corpo inizia la produzione di melatonina, che viene rapidamente rilasciata nel sangue. Di solito questo accade intorno alle ore 21. Di conseguenza, i livelli di melatonina nel sangue aumentano bruscamente e ci si sente meno vigili. Il sonno sembra più invitante. Il tasso di melatonina nel sangue resta elevato per circa dodici ore – per tutta la notte – prima che la luce del nuovo giorno lo riporterà a livelli diurni più bassi, all'incirca alle ore 9. Durante il giorno la presenza di melatonina nel sangue è appena rilevabile.

Le vitamine B6 e B3 ne favoriscono la produzione, mentre alcol, fumo, tranquillanti, caffeina, vitamina B12, un antinfiammatorio chiamato ibuprofene e altri farmaci ne inibiscono il rilascio nel sangue.

La luce del mattino inibisce la produzione di melatonina; ecco perché è talvolta chiamata "l'ormone di Dracula" (si può trovare solo di notte).

Anche se il nucleo soprachiasmatico ipotalamico è attivo, questo non produrrà melatonina a meno che la persona si trovi in un ambiente poco illuminato. Oltre alla luce solare, infatti, anche l'illuminazione artificiale può essere abbastanza forte e simile a quella solare da impedire il rilascio di melatonina.

Quali alimenti contengono melatonina?

Alcuni alimenti forniscono piccole quantità di triptofano (una molecola essenziale come "mattone" per produrre tante altre sostanze nell'organismo) o di serotonina, che non aumentano direttamente la produzione di melatonina, ma aiutano a utilizzare al meglio quella "endogena", che già esiste.
Si tratta di:

- Mandorle
- Noci
- Orzo
- Banane
- Ananas
- Arance
- Lamponi
- Amarene
- Pomodori
- Zucca
- Latte
- Formaggi
- Yogurt
- Riso
- Patate
- Avena
- Mais

SECONDA PARTE

Quando non si dorme più bene

5

PERCHÉ È DIFFICILE DORMIRE BENE?

La salute è considerata la somma di tante buone abitudini, tra le quali, spesso, una strategia che coinvolge la scelta di cibi nutrienti e sani, e una sufficiente quota di tempo spesa nell'esercizio fisico.

Ma se non si hanno almeno sette ore di sonno ogni notte, si può minare ogni sforzo compiuto in tale direzione.

Di quanto sonno si ha veramente bisogno?

Tutti avvertono una piacevole sensazione di benessere dopo un buon riposo notturno. Ma non basta.

Grazie a molteplici studi scientifici sappiamo che si può puntare a un numero di ore di sonno mirate all'età di ogni persona, bambino, adulto e anziano che sia, con un intervallo che permette di rispettare anche le differenze individuali (che sono su base genetica).

Neonati tra 0 e 3 mesi	14-17 ore
Neonati tra 4 e 11 mesi	12-15 ore
Bambini tra 1 e 2 anni	11-14 ore
Bambini in età prescolare tra 3 e 5 anni	10-13 ore
Bambini in età scolare tra 6 e 13 anni	9-11 ore
Adolescenti tra 14 e 17 anni	8-10 ore
Giovani adulti tra 18 e 25 anni	7-9 ore

Adulti tra 26 e 64 anni	7-9 ore
Anziani con più di 65 anni	7-8 ore

Fattori genetici, comportamentali e ambientali aiutano a determinare la quantità di sonno necessaria a ogni singolo individuo.

Ma cosa accade quando non si consegue un buon sonno?

Dormire meno del necessario ha un impatto negativo anche sulla salute, causando tanti e differenti problemi.

Complicazioni a breve termine possono includere:

- Mancanza di attenzione; una riduzione di un'ora e mezzo di sonno può avere un impatto negativo sull'attenzione.
- Alterazioni della memoria; la mancanza di sonno può influenzare la capacità di pensare e di ricordare o elaborare le informazioni acquisite.
- Stress di relazione; se si dorme poco è possibile sentirsi irritabili e si ha una maggiore probabilità di creare conflitti con gli altri.
- Alterazione del giudizio morale.
- Peggioramento della qualità della vita; senza una notte di riposo alle spalle si può diventare meno propensi a partecipare alle normali attività quotidiane.
- Maggiore probabilità di incidenti stradali; questo è un dolente capitolo che sposta la percezione del disturbo del sonno da una sfera privata a una più rilevante quale quella sociale.

Se si continua a vivere senza un sufficiente apporto di sonno, possono insorgere gravi problemi di salute, come la pressione alta (ipertensione), il diabete, l'infart ıffi-cienza cardiaca e l'ictus.

Altri potenziali effetti negativi sulla salute l'aumentata incidenza di obesità, la depressione zione del desiderio sessuale.

Una cronica privazione del sonno può anche zare l'aspetto fisico di un individuo: nel corso de compariranno rughe premature e cerchi bluastri sotto gli occhi, e gonfiore della cute del volto.

Inoltre, tanto nell'adulto quanto (come abbiar visto) nell'adolescente, porta a un aumento del co circolante. Questo ormone dello stress, tra l'altro, pu vinare il collagene, la proteina che mantiene la pelle

Nei più piccoli, una continuata mancanza di sonn generare una paradossale iperattività, scarsa capac apprendimento e deficit di attenzione.

Sia negli adulti sia negli adolescenti, può invece d minare obesità, stanchezza, depressione, ridotta capa di consolidamento della memoria, ricerca di "stimolan portata di mano" come le sigarette, fino a un aument rischio di assunzione o abuso di sostanze farmacologic mente attive.

Una categoria di persone che comprende bene gli effett di una privazione estrema e acuta del sonno sono i militari che, per ragioni molto evidenti, manifestano (o dovrebbero manifestare) un vivo interesse per l'argomento. La maggior parte degli studi e degli esperimenti condotti sulle forze armate di molti Paesi, mostra che dopo circa trentasei ore senza sonno i soldati cominciano a provare un significativo deterioramento in termini di prestazioni fisiche e mentali. Gli effetti sono cumulativi ed esponenziali, tanto che dopo circa settantadue ore senza sonno i no in grado di svolgere compiti complessi un veicolo o sparare con un'arma verso un gnato. La maggior parte dei soldati inizia a i involontariamente anche quando si trova ti avvertono allucinazioni.

imenti che coinvolgono i civili, i partecipan- privazione del sonno manifestano reazioni a diventare progressivamente più lunatici, ressivi e maleducati. Come del resto avviene lescenti.

ato meno compreso fino a poco tempo fa, è nere un sonno qualitativamente buono per i tempo prolungato ha un effetto negativo sul ico e mentale a qualsiasi età.

urre soltanto di un'ora e mezza le ore di sonno una singola notte rispetto a quanto consiglia- re la prontezza intellettuale di quasi un terzo ie.

Sonno e scuola

enti, come abbiamo visto, hanno una costitu- ficoltà a svegliarsi presto: in troppi casi, pur- nizio dell'anno scolastico segna per molti ado- anche l'avvio di un lungo periodo di privazione no, che diviene cumulativa e influenza il loro be- fisico e mentale e di conseguenza la loro capacità parare.

tti sappiamo per esperienza che gli adolescenti lascia- se stessi amano fare le ore piccole e dormire fino a di, talora fino al primo pomeriggio. Per molti genitori esta è semplicemente una delle tante manifestazioni del malumore giovanile e della naturale ribellione associata all'adolescenza, così come la difficoltà ad alzarsi al mattino viene vissuta come un altro espediente per evitare di dover andare a scuola. Ma cosa accadrebbe se tutti prendessero coscienza che tali malumore e ribellione sono, almeno in parte, causati da una privazione cronica di sonno su cui gli adolescenti e i loro genitori hanno poco o nessun controllo?

Non solo.

A una sempre più frequente cronica carenza di sonno degli adolescenti si associa inevitabilmente, data l'età dei soggetti, un certo numero di fattori di disturbo tra cui cambiamenti fisiologici associati con la pubertà (di natura ormonale), scelte di vita delle famiglie ed esigenze e decisioni accademiche.

Si possono facilmente riscontrare quanti siano gli elementi che influenzano negativamente la capacità degli studenti delle scuole medie e superiori di ottenere un sonno sufficiente e ristoratore.

Queste considerazioni accompagnano anche il dibattito sull'inizio dell'orario scolastico. Un numero consistente di ricerche ha ormai dimostrato che ritardare l'inizio dell'orario scolastico potrebbe dimostrarsi un'efficace contromisura per arginare la perdita cronica di sonno dei giovani studenti, con molteplici potenziali benefici per quanto riguarda la salute fisica e mentale, la sicurezza e lo stesso rendimento scolastico. L'associazione americana di pediatria (AAP) lo professa in modo esplicito ormai da diversi anni, con opuscoli e richieste al mondo politico.

Tuttavia, almeno in Italia, cambiamenti dell'orario scolastico per un ingresso che vada oltre le ore 8:30 possono incidere fortemente sulle abitudini delle famiglie e sull'orario di inizio del lavoro. Tale modifica, dunque, non sarebbe a costo "zero" come molti ricercatori anglosassoni vorrebbero far credere, ma avrebbe un serio impatto economico.

Nonostante le prove scientifiche, infatti, fino a oggi nessun Paese ha modificato queste abitudini. L'unica eccezione è rappresentata dalla Gran Bretagna, dove sarà avviata una sperimentazione con studenti di cento scuole, autorizzati a iniziare le lezioni alle 10. Uno studio pilota che ha coinvolto una singola scuola con un orario ritardato di un'ora ha intanto consentito di rilevare un miglioramento delle prestazioni nelle materie in esame in circa il 20% dei casi.

Ritengo oggi opportuno, per ottimizzare il sonno degli studenti, sollecitare i docenti delle scuole elementari, medie e superiori a svolgere programmi di formazione che prevedano di incoraggiare le famiglie (attraverso gli alunni stessi) a dare ai propri figli i livelli ottimali di sonno previsti.

Generalmente, possiamo dire che il fabbisogno medio di sonno di un bambino delle elementari arriva anche a dieci-undici ore, e quello di una adolescente a dieci ore; tuttavia numerosi studi scientifici ne testimoniano una drastica riduzione nel mondo industrializzato.

Anche gli operatori sanitari, che trattano abitualmente la salute degli adolescenti, dovrebbero provare a educare ragazzi e genitori sull'importanza di un orario di sonno adeguato per il mantenimento di salute e benessere.

Alcuni suggerimenti possono stimolare una maggiore attenzione a questi problemi e aiutare ad avere un approccio meno problematico alla questione.

- Pianificare gradualmente una buona durata di sonno notturno. Cominciare l'anno scolastico dopo aver disciplinato il sonno dei ragazzi almeno una settimana prima dell'inizio della scuola. Non potremmo, infatti, ottenere nulla in una sola notte.
- Restare coerenti con gli orari stabiliti anche durante il fine settimana, quando sia i genitori sia i ragazzi sono tentati di fare molto tardi la sera e poi recuperare tutto il mattino successivo, cosa che non potrà avvenire il lunedì.
- Cercare l'aiuto della luce al mattino, che, determinando una più vantaggiosa produzione di melatonina, può dare una mano a resettare l'orologio interno (il ritmo giorno-notte) segnalando alla corteccia cerebrale che è il momento di essere svegli, e regolando anche meglio l'assunzione di cibo.
- Ricordare che è altrettanto importante svolgere attività fisica durante il giorno, per giungere "stanchi" la sera, al momento di addormentarsi. È questo un altro determinante meccanismo fisiologico che ci porta poi a dormire meglio la notte.
- Non permettere che i bambini assumano bevande contenenti caffeina oltre un certo orario la sera. La caffeina stimola il sistema nervoso centrale, rendendoli forse un poco più attenti ma quasi sicuramente insonni.
- La tecnologia non è un tabù, ma troppa luce da schermi retro-illuminati (televisione, computer, tablet, telefonini) incrementa l'attività elettrica del cervello di un giovane, l'esatto opposto di quello che dovrebbe accadere prima di andare a dormire. La luce artificiale può "confondere" la naturale produzione di melatonina.
- Non impiegare rimedi farmacologici per aiutare i ragaz-

zi a dormire. Parlare con il medico quando gli sforzi per aiutarli a ottenere un buon sonno sembrano ripetutamente fallire.

Un sonno insufficiente, ormai piuttosto comune tra i giovani studenti, è associato a diversi rischi per la salute, troppo frequentemente ignorati sia dai genitori sia dagli insegnanti.

Il più importante è il sovrappeso: dormire meno accentua la produzione di ormoni che stimolano l'appetito (la grelina) e provoca la riduzione o l'insensibilità ad altri ormoni che utilizzano il grasso a scopo energetico (la leptina). Bambini privati di un sonno corretto dimostrano un peso maggiore rispetto a coetanei più fortunati e meglio dormienti.

La percentuale di studenti delle scuole superiori che non acquisiscono un sonno sufficiente (due su tre) è rimasta stabile dal 2007, e non sembrano profilarsi miglioramenti spontanei all'orizzonte.

Gufi e allodole

Non sempre è facile distinguere i disturbi del sonno, identificare le cause di una sonnolenza o capire di quante ore di riposo ha bisogno ognuno di noi.

Basti pensare che se, nel caso di un adulto, le cause di privazione cronica di sonno possono bene o male essere fronteggiate in autonomia o decidendo di andare da un medico, per bambini e adolescenti le cose si complicano ulteriormente.

Come osservo nella pratica clinica, a loro è dato il doppio compito di spiegare il proprio disturbo ai genitori, talvolta per convincerli che sia vero e importante, quindi di ripetere tutto con il medico, sempre in presenza dei genitori che giustamente temono di ascoltare dallo specialista qualcosa di spiacevole per i ragazzi e non riescono (ovviamente) a vivere senza troppa ansia la visita.

Molte volte i sintomi lamentati dai più giovani (talora per anni) vengono inconsapevolmente sottovalutati dai genitori per diverse cause, e solo in un numero limitato di casi si avvia con la necessaria serenità un percorso di diagnosi e terapia di un disturbo del sonno. E ciò accade anche se uno dei genitori è un medico.

Vi è molta disinformazione sul sonno e, di contro, pochi centri specializzati.

Un medico che intenda curare un disturbo del sonno sia dell'adulto sia del bambino/adolescente ha alle spalle enormi difficoltà a far accettare un ambulatorio o un servizio di Medicina del sonno.

Ne riparleremo più avanti.

Oltre alle distinzioni per età, aneddoticamente sappiamo da tempo che persone diverse hanno differenti routine per dormire e per svegliarsi. Sul posto di lavoro, si tende a classificare piuttosto semplicisticamente gli individui come mattinieri o non mattinieri (più recentemente ha preso piede la definizione di *allodole* per i primi e *gufi* per i secondi).

Queste routine non sono solo il risultato di preferenze individuali e di scelte ragionate, ma obbediscono a imperativi di natura biologica.

La comprensione della dinamica del sonno è oggi sufficientemente sviluppata e gli scienziati possono tracciare i singoli cicli nel corso di una giornata, misurando la presenza e i livelli di ormoni e sostanze chimiche coinvolti nei due processi biologici dominanti i meccanismi del sonno: uno che provoca il sonno attraverso la stanchezza che via via si accumula a partire dal risveglio del mattino (il processo omeostatico del sonno) e uno che governa il risveglio (il sistema di circadiano giorno-notte).

Questo andamento di flusso e riflusso nel nostro corpo non è altro che un modello di sonno ora prevedibile che varia leggermente per ogni individuo in base alla genetica.

Lasciando da parte i fattori estranei e ambientali che possono disturbare questi cicli, il principale motore del cambiamento nel corso del tempo è l'invecchiamento che influenza sia la quantità di sonno (che declina con l'età) sia la sua qualità.

Differentemente, per ragioni ancora poco chiare, l'inizio della pubertà sposta avanti i cicli di circa due ore: come abbiamo visto, per la maggior parte dei ragazzi è difficile se non impossibile addormentarsi prima delle 23.

Insomma, è evidente che bisogna ancora attendere che le conoscenze sul sonno e sui meccanismi che lo regolano, che tanta importanza rivestono per la nostra vita, siano comprese dalle autorità preposte all'educazione degli studenti e alla stessa tutela dei lavoratori.

6

COME RICONOSCERE I DISTURBI DEL SONNO

Anche se non da tutti, l'importanza del sonno nella nostra esistenza è sempre più avvertita. Si tratta, infatti, di una delle poche attività che proteggiamo dall'infanzia alla vecchiaia, al pari del mangiare o del bere. In caso di disturbo del sonno, dopo molto tentennare per fortuna molte persone si rivolgono a uno specialista.

Le lamentele più comuni riguardano il dormire per troppe poche ore, la sensazione di eccessiva sonnolenza diurna e la difficoltà a non interrompere il sonno quando non desiderato. O ancora circostanze difficilmente spiegabili come per esempio il sonnambulismo, il sonniloquio (parlare nel sonno), il movimento eccessivo nel letto, spesso in stato di incoscienza, che può spaventare familiari o partner.

Questi non sono problemi banali.

Se si hanno disturbi durante il sonno (con conseguenze durante la veglia) si è chiaramente a rischio di patologia e si possono alterare equilibri importanti, come il lavoro, i rapporti sociali, l'assetto psicologico individuale e la serenità familiare.

I sintomi di insonnia e di eccessiva sonnolenza diurna possono derivare da diverse condizioni, ognuna delle quali richiede una valutazione e un trattamento specifici.

La classificazione dei disturbi del sonno

Ai pazienti non spiego quasi mai la classificazione dei disturbi del sonno, che sono molti (oltre novanta), la maggior parte di essi misconosciuta o confusa. Sono argomenti difficilmente inquadrabili nell'arco di tempo di una visita. Le classificazioni, poi, subiscono periodiche e frequenti rielaborazioni in base a nuove evidenze scientifiche.

Ma alcuni di questi concetti diventano importanti quando i disturbi del sonno spaventano i pazienti o nei casi in cui le manifestazioni notturne e diurne provocano angoscia e sensazione di impotenza verso qualcosa che non si conosce, con il risultato di chiudersi al prossimo e di relegare questi problemi in una sfera protettiva familiare in grado di aiutare ma non di curare.

Ritengo, pertanto, che sia estremamente utile distinguere tra loro le diverse turbe del sonno, per meglio comprendere come si possa avviare un percorso diagnostico o seguire una cura proposta, data l'ampia presenza di queste situazioni nella vita delle persone e nella pratica clinica di ogni medico.

Riguardo alle classificazioni, oggi se ne possono leggere molte e con diverse varianti (tra cui, per esempio, quella con le rivisitazioni in ambito psichiatrico).

Lo schema seguente sintetizza i principali disturbi del sonno secondo la terza classificazione della International Classification of Sleep Disorders (ICSD 5), con le proposte più recenti in ambito clinico.

1. *Insonnia*

La maggior parte delle condizioni di insonnia (se non tutte) condivide numerosi disturbi, indipendentemente dalle modalità e dalle tempistiche con cui compaiono. In base alla loro tipologia si definiscono:

- Primarie, quando il disturbo è una condizione a sé stante.
- Secondarie, quando associate o derivanti da altre patologie (per esempio l'ipertiroidismo).

2. *Disturbi respiratori sonno-correlati*
Sono divisi in tre sezioni, di cui in parte abbiamo accennato nelle pagine precedenti:

- Sindrome delle apnee ostruttive in sonno (OSAS, *Obstructive Sleep Apnea Syndrome*), che comprendono fondamentalmente due tipologie:
  - OSAS dell'adulto.
  - OSAS pediatrica.

- Sindrome delle apnee centrali in sonno (CSA, *Central Sleep Apnea*), tra cui:
  - Respiro periodico di Cheyne-Stokes.
  - Apnea centrale del sonno a causa di una patologia medica senza fenomeno di Cheyne-Stokes.
  - Apnea centrale del sonno causata dall'alta quota.
  - Apnea centrale del sonno insorta a causa di un farmaco o una sostanza (oppioidi).

- Disturbi da ipoventilazione sonno-correlata; si tratta di:
  - Sindrome da obesità-ipoventilazione.
  - Sindrome da ipoventilazione alveolare centrale congenita.
  - Ipoventilazione da farmaci o abuso di sostanze.

3. *Ipersonnia da disturbo centrale*

Questa condizione è spesso associata alla presenza di altre patologie, in particolare a disturbi respiratori, e richiede un'attenta considerazione nella formulazione di una diagnosi. Comprende diversi disturbi accomunati da una sensazione soggettiva di eccessiva sonnolenza diurna, ovvero da episodi quotidiani di un bisogno insopprimibile di dormire:

- Narcolessia di tipo I.
- Narcolessia di tipo II.
- Ipersonnia idiopatica.
- Ipersonnia a causa di una patologia medica.
- Ipersonnia a causa di un farmaco o una sostanza.
- Ipersonnia associata a un disturbo psichiatrico.
- Sindrome da sonno insufficiente.

4. *Disturbi del ritmo circadiano sonno-veglia (o disturbi del ritmo sonno-veglia)*

Hanno come caratteristica comune il fatto che il paziente non può dormire quando lo desidera o quando il sonno è necessario. I disturbi del ritmo sonno-veglia vengono divisi in due categorie:

- Transitori (come il cambiamento di fuso orario e l'occasionale inversione del turno di lavoro).
- Persistenti (come le sindromi da sonno ritardato, da sonno anticipato, da ritmo sonno-veglia alterato).

I sintomi associati a queste condizioni sono evidenti durante tutto l'arco delle ventiquattro ore. Tra questi ricordiamo:

- Sindrome da fase di sonno ritardata.
- Sindrome da fase di sonno anticipata.

- Sindrome da jet lag.
- Sindrome da lavoro a turni.

5. *Parasonnie*
Comprendono disturbi che si manifestano al momento dell'addormentamento o durante il sonno (per esempio nella transizione sonno-veglia) e non sempre evidenziano insonnia o eccessiva sonnolenza diurna.

Le parasonnie si dividono in tre gruppi c sottogruppi, alcune di esse sono molto conosciute.

- Parasonnie correlate al sonno non-REM. Comprendono:
  - Risvegli confusionali.
  - Sonnambulismo.
  - Terrore nel sonno.
  - Disturbi alimentari sonno-correlati.
  - Sexsomnia.

Queste forme di alterazione del sonno mostrano alcune fondamentali caratteristiche, facilmente riscontrabili in situazioni raccontate all'interno delle famiglie, e non tutte sono condizioni di patologia severa. Talora i diversi disturbi si sovrappongono e non è infrequente che un paziente presenti più di uno dei criteri diagnostici caratteristici:

- Episodi ricorrenti di risveglio incompleto.
- Mancata o inadeguata risposta alle domande dei presenti.
- Limitato ricordo o assenza di cognizione di quanto sognato.
- L'amnesia parziale o totale dell'episodio al risveglio.

- Parasonnie correlate al sonno REM. Tra cui:
  - Disturbo del comportamento nel sonno REM.
  - Paralisi in sonno.
  - Nightmare (incubi).

Questi disturbi sono particolarmente angoscianti e limitanti, e si manifestano a causa della perdita di rilassamento muscolare, condizione che è massima nello stato di sonno REM e che genera il cosiddetto "sogno agito", in cui si parla o ci si muove mentre si dorme. Vedremo nel capitolo dedicato quanto sia allo stesso tempo preoccupante e affascinante la sintomatologia che deriva da questo tipo di parasonnie.

- Altre parasonnie:
  - Allucinazioni sonno-correlate.
  - Enuresi.
  - Parasonnie da farmaci.

6. *Disturbi del movimento sonno-correlati*
Sono condizioni caratterizzate da semplici attività stereotipate (prevalentemente delle gambe) che si verificano durante il sonno.
Le principali forme sono:

- Sindrome delle gambe senza riposo (RLS).
- Movimento periodico degli arti (PLM).
- Bruxismo.
- Mioclono (breve e ripetuta contrazione di un muscolo) dell'infanzia.
- Movimento sonno correlato provocato da un farmaco o da una sostanza.

Nel caso della sindrome delle gambe senza riposo, i sintomi predominanti sono il formicolio o il dolore anche crampiforme agli arti. Data la natura difficilmente descrivibile della patologia da parte di un paziente che manifesta sintomi comuni con altre condizioni, si sottolinea l'importanza di escludere altre patologie, per esempio l'artrite e la fibromialgia.

La variante del movimento periodico degli arti si presenta da sola o associata ad altri disturbi del sonno, come le apnee notturne o la narcolessia, e in questo caso tende a migliorare con la cura della patologia che ne causa la comparsa.

7. *Altri disturbi del sonno*

Uno dei principali disturbi del sonno non inquadrabili in altre categorie di questa classificazione è la sindrome da insufficiente sonno indotto dal comportamento. È la diretta conseguenza di scelte comportamentali, lavorative o ludiche, proprie o del partner ed è una situazione volontaria ma non necessariamente intenzionale; gli esami strumentali e le valutazioni psicologiche/psichiatriche del paziente risultano nella norma. Sarà necessario affidarsi a una terapia comportamentale, che da sola può risolvere il problema.

Da ricordare

Insonnia: difficoltà a iniziare o a mantenere il sonno; sensazione di sonno non ristoratore, che compromette il funzionamento diurno.

Ipersonnia (e narcolessia): tendenza a addormentarsi durante il giorno in luoghi e tempi inappropriati, associata a fatica, incapacità a concentrarsi, compromissione delle performance psicomotorie.

Disturbi del ritmo circadiano sonno-veglia: incapacità a dormire e a rimanere svegli nei periodi appropriati con sintomi sia notturni che diurni.

Parasonnie: movimenti o comportamenti anormali durante il sonno.

Come diagnosticare i disturbi del sonno

La diagnosi delle condizioni che alterano il sonno inizia con un'accurata anamnesi medica e neurologica.

Il medico esamina le esperienze individuali della persona, nell'arco di tutta la giornata, non solo occupandosi di ciò che avviene durante la notte. Devono essere portati alla luce eventuali alterazioni dell'umore, stanchezza, dolori muscolari, deficit attentivi e ridotta concentrazione.

È fondamentale il diario del sonno, su cui per almeno due settimane il paziente deve annotare i dati su sonno e risveglio, eventuali pisolini, le attività svolte durante il giorno, l'assunzione di farmaci attivi sul sonno, gli orari e la quantità di alcol consumata, i pasti, il numero di risvegli durante la notte, per quanto tempo ritiene di aver dormito e il modo in cui percepisce il proprio stato d'animo e la vigilanza durante il giorno.

Solo il 4-5% circa della popolazione dichiara di avere sonnolenza diurna. Una percentuale molto più alta, invece, lamenta insonnia o di non essere in grado di addormentarsi la notte. Tuttavia, più della metà delle persone con disturbi del sonno ha sintomi riferibili a eccessiva sonnolenza diurna e soprattutto un'inconsapevole propensione a sonnecchiare.

La consistenza di questo problema si definisce “lieve”, se una persona si addormenta durante un’attività sedentaria, come guardare la televisione; “moderata” se una persona scivola verso il sonno durante lo svolgimento di una qualsiasi attività fisica, come per esempio guidare; “severa”, se il sonno si manifesta durante un’attività fisica e intellettuale che richiede moderata attenzione, come parlare o mangiare.

Ovviamente, addormentarsi al volante dell’auto è molto più pericoloso che farlo durante una conversazione, ed è per questo che, generalmente, i medici prendono molto sul serio il primo sintomo. Ma addormentarsi mentre si parla, in realtà, indica un disturbo più grave, perché coinvolge in una sola volta molte più funzioni del nostro cervello.

Durante una visita per un disturbo del sonno, i medici sono soliti (o dovrebbero) informarsi su sintomi come la cefalea mattutina, la cataplessia (perdita di forza muscolare innescata da forti emozioni), la presenza di allucinazioni durante i periodi di sonnolenza, episodi di paralisi del sonno. Inoltre, è necessario intervistare i partner di letto del paziente, che possono fornire informazioni che una persona che dorme da sola non può percepire, come il russare, le pause respiratorie più lunghe di dieci secondi, i movimenti inusuali del corpo e il sonnambulismo.

Sono importanti anche le domande sull’eventuale incontinenza urinaria notturna, su improvvisi episodi di difficoltà respiratoria, sul digrignare i denti (bruxismo) e parlare nel sonno.

La polisonnografia

Come abbiamo accennato, la polisonnografia è la registrazione strumentale di una notte di sonno, una metodica che

oggi è il principale strumento di diagnosi nel campo della medicina del sonno.
Un test polisonnografico approfondito fornisce dati sul sonno, sulla sua struttura (fasi REM e fasi non-REM), sulla respirazione, sui livelli di ossigeno, sul ritmo cardiaco e l'elettrocardiogramma, sulla pressione arteriosa e sui movimenti degli arti inferiori o gli spostamenti (posizione) durante la notte. È possibile anche controllare la temperatura corporea e, per un uomo, se ha erezioni durante il sonno.

Se un paziente afferma di avere troppo sonno, la polisonnografia è ben giustificata, dato il rischio elevato di avere apnee notturne o narcolessia. I medici possono utilizzare la polisonnografia anche per altri problemi che si sospetta siano legati al sonno o per i disturbi convulsivi. Per quanto riguarda l'insonnia cronica, la polisonnografia non è generalmente impiegata, se non quando si ipotizza che la causa principale sia un disturbo del sonno occulto, come le apnee notturne o il mioclono notturno (contrazioni muscolari involontarie).

Una polisonnografia completa implica il monitoraggio di una notte di sonno in un laboratorio del sonno oppure al proprio domicilio, attraverso una serie di elettrodi che permettono di registrare diversi segnali neurofisiologici e cardiorespiratori:

- Elettrooculogramma per individuare i movimenti oculari rapidi tipici della fase di sonno REM.
- Elettroencefalogramma per rilevare le fasi del sonno e i risvegli.
- Elettromiogramma per studiare i movimenti dei muscoli degli arti inferiori e del massetere (muscolo della guancia).

- Rilevazione del movimento di torace e addome per la dinamica respiratoria.
- Elettrocardiogramma.
- Saturazione di O_2 (quantità di ossigeno nel sangue).
- Termistore che registra aria in entrata e uscita o cannula oro-nasale per studiare il flusso aereo oro-nasale (il respiro).

Sul capo del paziente verranno posti i sensori utili per determinare la stadiazione del sonno, mentre per individuare altri elementi si useranno strumenti più specifici, come la cannula oronasale per il russamento, due fasce per i movimenti di torace e addome, dei sensori per la valutazione delle contrazioni muscolari delle gambe, un sensore di posizione installato sul torace e infine il sensore per esaminare la quantità di ossigeno nel sangue e le sue cadute durante le alterazioni del respiro (che costituiscono una valutazione indiretta della pressione arteriosa). A questi si aggiungono i sensori toracici per l'elettrocardiogramma continuo notturno.

La polisonnografia pediatrica non differisce molto da quella dell'adulto (stessi sensori), ma utilizza ovviamente componenti più piccoli e i terminali dei sensori sono collegati al dispositivo centrale mediante un lungo cavetto, che consente di distanziare dal bambino le parti presumibilmente più fastidiose.

7

L'INSONNIA

Se non riusciamo a dormire e al mattino ci sentiamo poco riposati potremmo chiederci se siamo colpiti da una qualche forma di insonnia.

Come abbiamo visto, l'insonnia è la difficoltà a addormentarsi o a mantenere il sonno, anche se abbiamo tutte le opportunità per farlo. Chi soffre di insonnia è insoddisfatto del proprio riposo e presenta di solito stanchezza, debolezza, difficoltà di concentrazione, disturbi dell'umore e riduzione delle prestazioni nel lavoro o a scuola.

Quanto può durare il disturbo

L'insonnia può essere studiata e curata basandoci su diversi fattori. Prima di tutto sarà utile operare una distinzione in base alla sua durata. Le diverse tipologie si definiscono *acuta* o *transitoria*, spesso in relazione a diverse circostanze della vita (per esempio, quando non è possibile addormentarsi la notte prima di un esame, o dopo aver ricevuto notizie stressanti o perché si è innamorati; in genere questo disturbo tende a risolversi senza alcun trattamento); *intermittente*, quando alcune situazioni che alterano il sonno si ripetono ciclicamente; *cronica*, quando il sonno è interrotto o perso almeno tre notti a settimana per un minimo di tre mesi. L'insonnia cronica può avere molte cause: cambiamenti ambientali, propensione a non dormire, lavoro a turni, alcune patologie e infine uso di diversi farmaci.

Come si manifesta l'insonnia

Le persone con insonnia tendono ad avere difficoltà a addormentarsi (insonnia di esordio) o a mantenere il sonno (insonnia detta anche centrale) oppure possono svegliarsi troppo presto al mattino (insonnia terminale).

Alcuni numeri sull'insonnia

L'insonnia è il più comune disturbo del sonno. I numeri sono paragonabili a una vera epidemia: oltre il 20% della popolazione italiana deve fronteggiare il problema almeno una volta al mese e spesso ha bisogno di una terapia, mentre quattro milioni di persone circa ne soffrono cronicamente.
Come noi i francesi, mentre sembrerebbero dormire meglio in Germania (solo il 16% dei tedeschi riferisce di avere episodi di insonnia), in Austria (10%).
Più del 60% delle persone che vanno dal medico di famiglia ha sofferto di insonnia e, tra loro, almeno il 40% ha problemi di attenzione e memoria che si manifestano durante il giorno. Ma solo il 16% di loro si cura.
Un milione di soggetti è poi affetto da un disturbo che è in grado di determinare insonnia, la sindrome delle gambe senza riposo.

Le cause dell'insonnia

L'insonnia può essere determinata da patologie psichiatriche o mediche (alterazioni ormonali, cardiopatie, patologie respiratorie, gastro-intestinali, oncologiche), da una cattiva igiene del sonno con abitudini che portano a dormire costantemente meno del necessario, dall'uso di sostanze specifiche come alcol e alcuni farmaci, o infine da fattori biologici legati alla alterata produzione di molecole che inducono il sonno nel nostro cervello.

Talvolta l'insonnia è solo una delle condizioni che presenta un'altra patologia.

Alcune condizioni mediche che possono causare insonnia

- Allergie e riniti.
- Reflusso gastro-esofageo e ulcera.
- Problemi endocrini come l'iper o l'ipotiroidismo, l'aumento del cortisolo circolante (malattia di Cushing), il diabete scompensato.
- Dolore da artrosi e dolore cronico in genere.
- Asma.
- Insufficienza respiratoria.
- Apnee notturne.
- Morbo di Parkinson.
- Morbo di Alzheimer.
- Depressione.
- Sindrome delle gambe senza riposo.
- Ipertensione arteriosa.
- Angina.
- Stress da patologia oncologica (terapie, dolore, paure).
- Gravidanza.

Le apnea notturne sono spesso legate all'insonnia, sia per la frammentazione del sonno tipica di questa patologia, sia per una associazione tra i due disturbi, per cui il 40% circa dei soggetti insonni soffre di entrambe le condizioni.

Insonnia e depressione

L'insonnia può essere causata da molteplici condizioni psichiatriche, e tra queste è prevalente la depressione (in questo caso il paziente tende a addormentarsi molto tardi). L'insonnia può rappresentarne uno dei tanti sintomi (l'insonnia grave è più alta nei pazienti con disturbo depressivo maggiore), oppure innescare o peggiorare la depressione attraverso le sequele di una progressiva perdita di sonno efficace.

È infatti importante ricordare quanto i sintomi della depressione (debolezza, perdita di interesse o motivazione, sentimenti di tristezza o disperazione) possano essere associati a insonnia e contribuire al mantenimento o peggioramento di quest'ultima.

Insonnia e ansia

A tutte le età, essere preoccupati o spaventati può condurre a una difficoltà nel dormire.
Quando l'ansia non è più una componente necessaria e implicita della vita di un soggetto, ma rappresenta un modello patologico esistenziale, i sintomi che scaturiscono da questa condizione possono interferire con il sonno in modo costante e regolare.

Un soggetto ansioso conosce bene questa situazione: tensione emotiva, pensieri ricorrenti a eventi passati, eccessiva preoccupazione su eventi futuri, sensazione si sopraffazione dalle responsabilità, sensazione generale di essere "su di giri".

Non è difficile immaginare come questi sintomi possano ostacolare un corretto riposo. L'ansia può provocare difficoltà a addormentarsi o a mantenere il sonno (ci si sveglia durante la notte e non si riesce più a riaddormentarsi), ma più spesso risvegli precoci. In entrambi i casi, la quiete notturna porta spesso pensieri stressanti o paure che ci costringono a restare svegli in attesa che la luce del giorno torni a rassicurarci.

Molte settimane o mesi in questa condizione, e inizia anche la sensazione di paura alla sola prospettiva di non dormire. Come nella depressione, ansia e insonnia si alimentano reciprocamente e diventano un loop che può essere interrotto solo da una terapia.

Insonnia e stile di vita

L'insonnia può insorgere ed essere perpetuata a causa di comportamenti e stili di vita poco salutari e le abitudini a dormire poco e male sono in grado, da sole, di creare insonnia, senza il contributo di una malattia sottostante.

Gli esempi di come errate consuetudini di vita possano portare a insonnia sono moltissimi; tra questi i nuovi stili di vita H24 per sette giorni la settimana.

Ma esaminiamo alcuni di questi comportamenti più frequenti:

- Lavorare a casa la sera. In questi casi diventa difficile rilassarsi e quando arriva il momento di andare a dormire può insorgere anche preoccupazione, per la sensazione di poter fare di più.
- Un pisolino pomeridiano. Brevi sonnellini possono essere utili per alcune persone, ma per altri rendono difficile addormentarsi durante la notte.
- Dormire di più per recuperare il sonno perduto, anche nel weekend. Questo può confondere il ritmo sonno-veglia.

- Il lavoro a turni, che prevede orari irregolari o per periodi fissi di ore ma variabili ogni giorno (come gli infermieri e i medici, gli operai di alcune fabbriche, i controllori di volo e tutti coloro che fanno in modo che servizi essenziali non vengano interrotti la sera, la notte e nei giorni festivi).

Orari non usuali possono confondere il fisiologico ritmo sonno-veglia, soprattutto se si è costretti a dormire durante il giorno o quando i turni variano di giorno in giorno. In questo caso la carenza di sonno e lo stress provocano l'esordio acuto di insonnia, trasformandosi nel tempo in un problema cronico. Pensieri del tipo "io non dormo mai" oppure "finirò di lavorare domani mattina ma tanto so che non riuscirò a riposare" diventano in poco tempo messi in relazione al coricarsi e ogni conferma non fa che rafforzare questo schema.

Insonnia e media (televisione, web, telefonini)

L'uso dei media è causa o conseguenza dei disturbi del sonno?

I dati ufficiali non sono ancora molti, ma secondo i risultati emersi da studi effettuati su giovani universitari, i ricercatori propendono per la seconda situazione. Infatti, i disturbi del sonno sembrerebbero essere predittivi di una maggiore quantità di tempo speso a guardare la televisione o sui social network (anche a letto), ma non il contrario. La durata del sonno, di conseguenza, potrebbe non essere influenzata dall'uso dei moderni sistemi di comunicazione.

È sufficiente questo per affermare che l'abitudine a navigare, chattare, attendere con ansia un "mi piace" sui social network, leggere news dal tablet o dallo smartphone prima di spegnere la luce del comodino non comprometta il sonno?

Non esattamente.

Le variabili da esaminare sono moltissime: in primo luogo il tipo di schermo, la regolazione della sua luminosità e la tecnologia con cui vengono visualizzati i contenuti sono solo alcune delle caratteristiche da considerare. È necessario quindi verificare il genere di attività che si svolge, se, per esempio, è di competizione o di amicizia: se vi è competizione o eccessiva attesa, i livelli di attivazione della corteccia cerebrale sono estremamente variabili, ma sempre molto superiori a quelli necessari per dormire.

È abbastanza chiaro che l'uso intensivo delle nuove tecnologie prima di addormentarsi non causa di per sé insonnia, ma l'affaticamento visivo, invece, può provocare l'attivazione di aree del cervello connesse con i centri del sonno e con l'ipotalamo e modificare il rilascio di molecole e ormoni in grado di alterare il fisiologico ritmo sonno-veglia. Se la sera, prima di dormire, si usano troppo a lungo gli schermi retroilluminati, si riproduce lo stesso meccanismo che determina il jet lag; non è certo una malattia, ma per una persona che ha già problemi a addormentarsi, tale abitudine può far comparire o acuire un disturbo del sonno. Non solo. Non esistono studi scientifici che abbiano indagato quanto la tecnologia della retroilluminazione possa interferire – positivamente o negativamente – con le fasi del sonno.

Infine, risulta importante la velocità di aggiornamento della pagina, ovvero quante volte in un secondo l'immagine viene ridisegnata sullo schermo. O ancora, la vicinanza del dispositivo al cervello, dal momento che l'attività elettromagnetica può svolgere un'azione sui neuroni.

La tecnologia va tutt'altro che demonizzata ma è indispensabile proteggere le nuove generazioni dagli abusi che se ne fanno in nome di un totale disprezzo per il sonno, considerato ormai come una parte della vita sacrificabile alle più svariate esigenze.

Una raccomandazione: qualunque attività impegnativa per il cervello, che si realizzi guardando la televisione, un computer, un tablet, un e-reader o un telefonino, andrebbe interrotta almeno un'ora prima di andare a dormire.

Insonnia e alimentazione

Alcune abitudini alimentari possono contribuire a determinare insonnia.

L'alcol è un sedativo. Ma se può farci addormentare più facilmente, talora può disturbare il sonno nella seconda parte della notte.

La caffeina, come abbiamo già detto, è uno stimolante. Tutti dovrebbero conoscerne le caratteristiche e usarla come aiuto per affrontare la giornata, al mattino, o per sentirsi più produttivi nel pomeriggio. Assumere caffeina con moderazione è normale per la maggior parte delle persone, ma un uso eccessivo può chiaramente causare insonnia: chi beve quattro o più tazzine di caffè o bevande contenenti caffeina al giorno ha maggiore probabilità di provare almeno un sintomo di insonnia per almeno due notti ogni settimana.

Alimentarsi con pasti troppo abbondanti o con cibi eccessivamente conditi prima di andare a dormire disturba solitamente il sonno. Chi presenta insonnia dovrebbe riflettere anche sulla alimentazione e sulla scelta dei cibi. Il consiglio più semplice è mangiare poco e bene prima di coricarsi.

Insonnia e fumo

Merita un discorso a sé la nicotina che, come altre sostanze alimentari, è uno stimolante e può causare insonnia. Sigarette e prodotti con tabacco possono rendere difficile addormentarsi e mantenere il sonno per tutta la notte, senza contare che il fumo è dannoso per la salute: se fumate, dovreste smettere. Tuttavia, soggetti ansiosi o molto provati da fatiche quotidiane (di lavoro o familiari) dopo una sigaretta tendono a addormentarsi più serenamente. Anche le indispensabili politiche di contrasto alle sigarette dovrebbero tenere in debito conto la condizione psicologica o di privazione del sonno della persona a cui si consiglia o prescrive di smettere di fumare. Molto spesso il paziente non ascolta o è impossibilitato a ottenere i risultati richiesti perché ha necessità di "stimolare" il proprio sistema nervoso con una o più sigarette, al fine di mantenere la veglia e la concentrazione. Se appare evidente quanto le persone prediligano avere una soluzione efficiente ai loro bisogni, i medici dovrebbero impegnarsi a identificare quali sono le necessità che spingono un soggetto a fumare e, tra tutte, il sonno è sicuramente una di quelle su cui possiamo agire.

L'insonnia ci cambia l'umore?

I cambiamenti che la privazione del sonno può indurre nella sfera emotiva e nella capacità cognitiva dimostrano, se mai ve ne fosse bisogno, quanto il sonno sia coinvolto nell'equilibrio psichico di un individuo.
Intrattabili e troppo emotivi dopo una notte insonne?
Sì. La capacità del cervello di regolare le emozioni è infatti compromessa dalla stanchezza già dopo una sola notte insonne.

La perdita di sonno ha un ruolo significativo nel pregiudicare la capacità di discriminare quale emozione o situazione relazionale sia importante. Improvvisamente tutto diviene fondamentale.
La perdita cronica di sonno è in grado di attenuare la nostra capacità di giudizio: tutto ci impressiona e ci distrae, effetto che scompare ripristinando una corretta durata del sonno.
A livello cerebrale, ciò che cambia è l'attività dell'*amigdala*, un importante nucleo responsabile dell'elaborazione emotiva e della rilevazione di elementi salienti nel nostro ambiente.
Chi viene privato del sonno perde progressivamente la capacità di discriminare tra informazioni più o meno rilevanti e può essere provocato e sollecitato allo stesso modo da qualunque stimolo.
Questo può portare ovviamente a una distorsione delle capacità cognitive e alterare la capacità di giudizio.

I sintomi dell'insonnia

La maggior parte di noi ha sicuramente sperimentato brevi periodi di insonnia: quasi tutti sanno come ci si sente a guardare il soffitto per ore e a desiderare che giunga il sonno. Talvolta questo accade in viaggio e il jet lag è una esperienza ormai comune a molti. Altre volte siamo preda dell'ansia e delle varie circostanze della vita.

Come possiamo distinguere un normale e transitorio problema del sonno da una forma più grave di insonnia che richiede una visita e forse un trattamento medico?

I soggetti con insonnia presentano generalmente questi sintomi:

- Problemi a addormentarsi.
- Difficoltà a mantenere il sonno.

- Risveglio anticipato la mattina.
- Sonno non ristoratore.
- Sensazione di affaticamento.
- Deterioramento cognitivo (per esempio difficoltà di concentrazione).
- Disturbi dell'umore.
- Irritabilità.
- Problemi comportamentali (per esempio impulsività o aggressività).
- Difficoltà al lavoro o a scuola, con scarso rendimento.
- Alterazione dei rapporti interpersonali (con familiari, amici, medico).

Un paziente che soffre di insonnia deve valutare in che misura il disturbo sia in grado di modificare la sua vita. Se è sopraffatto dalla sensazione di stanchezza, ha una bassa produttività al lavoro e non riesce a divertirsi con amici e familiari o non segue più un hobby, significa probabilmente che potrebbe trarre beneficio da una visita medica. Specialmente se ha già tentato di curare il disturbo da solo e con scarso successo.

Anche la dimensione temporale (da quanto tempo si manifesta, per quante ore, in che periodo della notte) è un sintomo da indagare con attenzione.

È opportuno chiamare il medico se l'insonnia si manifesta da più di tre mesi, ma anche prima se è severa e causa fin dall'inizio una grave riduzione del sonno (maggiore di tre-quattro ore per notte). Sarebbe eccessivamente pericoloso provare a condurre una vita di lavoro, relazioni, spostamenti con l'auto in queste condizioni.

Da non trascurare la possibilità che a causare il risveglio sia una tachicardia (una accelerazione patologica della frequenza cardiaca) o l'aumento della pressione arteriosa. Una ragione in più per verificare la propria salute notturna con il medico.

Infine, anche un risveglio che si presenta costantemente intorno alle tre del mattino deve spingere a una visita medica; alla base vi è molto spesso un disturbo della funzione tiroidea, un reflusso gastro-esofageo non diagnosticato o una condizione di ansia.

Quali aspettative abbiamo da una visita per un disturbo del sonno?

Ricordiamo che un medico di solito arriva a visitare pazienti che non sono migliorati o guariti spontaneamente o in cui il disturbo si protrae da mesi (o anni); la concezione accademica seconda la quale si può parlare di insonnia cronica per una condizione che si presenta almeno tre notti a settimana per tre mesi o più appare, a mio giudizio e sulla base della mia esperienza, fin troppo ottimistica rispetto a quanto si osserva nella pratica clinica e alle necessità di una popolazione attualmente molto provata dalla riduzione costante di ore di sonno.

I pazienti che giungono in ambulatorio lamentano molto spesso problemi di insonnia insorta da anni, avendo già provato senza successo o con risultati parzialmente soddisfacenti rimedi e cure, anche farmacologiche, autoprescritte.

Tra l'altro, quando il medico chiede i nomi dei farmaci o dei preparati assunti in precedenza, scopre che questi sono stati spesso rapidamente dimenticati, sia per pura antipatia, data la loro inefficacia, sia perché talora impronunciabili; ma anche perché al sonno viene data da troppo tempo una connotazione di "bene di lusso" e non di condizione essenziale per la salute.

La diagnosi di insonnia

È bene sapere che non esiste un test assoluto per diagnosticare l'insonnia. Un'attenta anamnesi è fondamentale per la diagnosi, cui può seguire la compilazione da parte del paziente di un diario del sonno e, eventualmente, l'esecuzione di alcuni esami del sangue o di una polisonnografia.

Per effettuare una buona visita medica, in cui le domande che il dottore pone al paziente diano le risposte necessarie, è indispensabile in primo luogo una variabile poco costosa ma efficace: il tempo. Molto spesso questa condizione si realizza con un appuntamento presso una clinica del sonno. Il sonno, infatti, non è un argomento normalmente affrontato nelle visite mediche e così, spesso, sono i pazienti a dover introdurre l'argomento durante il colloquio. In una visita che vede il paziente come parte veramente attiva, si può consigliare a chi soffre di disturbi del sonno non diagnosticati di pensare ad alcune domande da porre al medico. Potrebbe essere utile portare alcuni appunti.

Quali sono gli argomenti da ricordare per arrivare preparati a una visita sul sonno?

Esattamente quello che si evidenzia nel proprio problema:

- Esistono difficoltà a addormentarsi, mantenere il sonno o compaiono risvegli precoci?
- Quante volte alla settimana si manifestano questi problemi?
- A che ora si va a letto e quando ci si sveglia?
- Si fanno pisolini pomeridiani o al lavoro?
- Il sonno del fine settimana è diverso da quello degli altri giorni?

- Cosa si fa quando non è possibile dormire (alzarsi dal letto, leggere, guardare la TV, lavorare con il portatile, mangiare, passeggiare)?
- C'è qualcosa che in passato ha aiutato a dormire?
- C'è ansia o preoccupazione alla base del disturbo?

È utile, poi, specificare se si dorme soli o con un partner, se la stanza e sufficientemente buia e silenziosa, se il letto è comodo, se ci sono interruzioni impreviste e ripetute del sonno durante la notte, per esempio con bambini piccoli in casa.

Infine sarebbe importante puntualizzare da quanto tempo non di dorme bene, se questo accade in casa o anche in vacanza, se si sono provati dei rimedi o sono stati assunti dei farmaci e con quale effetto (in questo, sarà bene, prima della visita, ricordare o provare a reperire i nomi dei medicinali assunti).

Non meno importante, riferire al medico di eventuali cambiamenti nel lavoro, un trasloco, un problema affettivo, la comparsa di una patologia o la perdita di una persona cara.

Gli esami del sangue servono a escludere o a controllare lo stato di alcune patologie associate all'insonnia, come i problemi ormonali, il diabete, eventuali anemie. Quindi è necessario portarli sempre alla visita.

La polisonnografia viene richiesta, in caso di insonnia, per una valutazione dell'elettroencefalogramma notturno e per raccogliere informazioni sui livelli di ossigeno, i movimenti del corpo e l'attività cardiaca e respiratoria. In ogni caso, niente paura: la polisonnografia non è un test invasivo.

La polisonnografia nel paziente con insonnia non è un esame di routine; è indicata quando vi è un ragionevole sospetto clinico di OSAS o di disturbi del movimento, quando la diagnosi iniziale è incerta, se il trattamento comportamentale o farmacologico fallisce o se i risvegli sono caratterizzati da comportamenti violenti o pericolosi.

Anche un test diurno di latenza multipla del sonno (MSLT, di cui parleremo in seguito) non appare indicato nella valutazione di routine dell'insonnia cronica, compresa quella le cui cause richiamano patologie psichiatriche.

L'actigrafia (vedi l'Appendice I) è indicata come metodo per caratterizzare il ritmo circadiano o disturbi del sonno in individui con insonnia.

Tipi di insonnia

- Insonnia situazionale (acuta).
- Insonnia comportamentale dell'infanzia.
- Insonnia psicofisiologica.
- Insonnia paradossa.
- Insonnia idiopatica.
- Insufficiente igiene del sonno.
- Insonnia dovuta a disturbi mentali.
- L'insonnia dovuta a patologie mediche.
- Insonnia dovuta a farmaci o sostanze (anche abuso).
- Insonnia non specificata e non dovuta a sostanze.

La terapia dell'insonnia

La terapia inizia quando si decide di chiedere aiuto a un medico, affrontando il tema del sonno durante una visita. Se il medico è preparato sui disturbi del sonno, vi guiderà nei passi successivi, e potrebbe direttamente iniziare il trattamento fornendo alcune informazioni di base e accorgimenti sulle abitudini da correggere: come abbiamo visto, alcuni suggerimenti comportamentali possono essere già d'aiuto.

Molte città hanno centri del sonno e cliniche che offrono valutazioni, test e trattamenti appropriati.

Suggerimenti iniziali per chi soffre di insonnia

Le sane abitudini possono fare la differenza. Si dovrebbe tentare di mettere in pratica una serie di consigli per ottimizzare il sonno in modo costante:

1. Andare a dormire e svegliarsi in orari prestabiliti, tutti i giorni, anche nei fine settimana. Questo aiuta a regolare l'orologio biologico e potrebbe migliorare sia la fase di addormentamento sia quella di mantenimento del sonno.
2. Evitare sonnellini, soprattutto nel pomeriggio. Un pisolino di venti minuti può aiutare a recuperare parte della sensazione di stanchezza, ma se compromette l'addormentamento è necessario eliminarlo.
3. L'esercizio fisico favorisce un buon sonno, ma non la sera, prima di andare a dormire.
4. Assicurarsi che il luogo in cui si dorme sia pulito, confortevole, silenzioso e buio.
5. Installare tende in grado di oscurare la luce dei lampioni e del mattino.
6. Evitare alcol, sigarette e pasti pesanti in serata.
7. Rilassarsi e adottare tecniche specifiche e piacevoli per farlo. Il corpo ha bisogno di tempo per passare dalla modalità "attiva" a quella "sonno". In questi casi è utile trascorrere l'ultima ora prima di coricarsi con attività che potremmo definire calmanti, come una lettura non impegnativa.

8. Utilizzare un dispositivo elettronico come un computer portatile può rendere difficile addormentarsi, perché il particolare tipo di luce proveniente da questo tipo di schermi può attivare specifiche zone del cervello.

Trattamenti non farmacologici per l'insonnia

Esistono tecniche psicologiche e comportamentali che possono essere molto utili nel trattamento dell'insonnia: training di rilassamento, controllo degli stimoli esterni, iniziale restrizione del sonno per ritrovare il ritmo giorno-notte, la terapia cognitivo-comportamentale, il rilassamento mentale. Alcune di queste tecniche possono essere anche praticate da autodidatti, mentre per altre è meglio ricorrere all'aiuto di uno specialista.

Il "training di rilassamento", o rilassamento muscolare progressivo, insegna in modo sistematico a rilassare i muscoli in diverse zone del corpo per alleviare lo stress fisico e indurre il sonno. Il paziente impara a contrarre gruppi di muscoli che rappresentano meglio gli stati di tensione e poi a rilassarli, sempre tentando di comprendere ciò che accade. Altre procedure prevedono esercizi di respirazione e tecniche di meditazione. Sono disponibili registrazioni audio per l'apprendimento di queste tecniche.

Il "controllo degli stimoli esterni" contribuisce a combinare un'associazione tra la camera da letto e il dormire, limitando il tipo di attività consentite nella stessa camera. Un esempio di controllo dello stimolo è andare a letto solo quando si è assonnati e alzarsi dal letto se si resta svegli per più di venti minuti. Un altro è alzarsi appena si è consapevoli che alcuni pensieri si presentano prepotentemente alla nostra attenzione e non ci fanno addormentare. Questi procedimenti aiutano a interrompere una dannosa associazione tra letto e veglia notturna.

La "restrizione del sonno" è una tecnica che apprezzo molto e che ha sempre fornito risultati eccellenti. Insieme al paziente si decide, sulla base della durata del suo sonno verificata con il diario, di continuare a dormire solo per quel numero di ore (minimo cinque) ogni notte, evitando qualsiasi tentativo di recupero pomeridiano o nel fine settimana. Il tempo totale di sonno (TST), dopo sette giorni di terapia dovrebbe posizionarsi all'85% del tempo passato coricati (ovvero il TIB, cioè il tempo passato a letto). Dopo alcuni giorni, si inizierà a ritardare la sveglia e ad anticipare l'orario in cui coricarsi, per arrivare progressivamente a recuperare ore di sonno e ritmo giorno-notte. I controlli sono settimanali.

Quando si utilizza la restrizione del sonno, i pazienti devono essere monitorati e messi in guardia su possibili episodi di sonnolenza.

La "terapia cognitivo-comportamentale" (CBT) include diverse modifiche comportamentali: orari regolari durante il giorno e prima di coricarsi la sera, risveglio prestabilito al mattino, alzarsi dal letto quando si raggiungono i venti minuti svegli, eliminare il sonnellino pomeridiano. Ha anche l'obiettivo aggiuntivo di sfatare diversi miti infondati. I comportamenti da variare potrebbero essere molti, e alcuni esclusivi del soggetto che soffre di insonnia, rendendo così necessaria una terapia veramente individuale.

Il rilassamento mentale si attua con tecniche di training autogeno, meditazione, ipnosi, che devono comunque essere condotte da uno specialista. Lo stesso per le prime sedute di tecniche di suggestione o terapia immaginativa, apparentemente più semplice, ma in realtà difficile da attuare se condizionati da stress cronico.

Il rumore bianco

Il rumore bianco è un suono costituito da tutte le frequenze combinate insieme. In termini più semplici, è un particolare tipo di segnale sonoro che viene utilizzato per mascherare i rumori di fondo. Quando utilizzato per favorire il sonno, esso ha il compito di attenuare suoni e rumori che potrebbero impedire a un soggetto di addormentarsi o svegliarlo.
Talvolta il termine "rumore bianco" viene utilizzato per altri tipi di suono costante o per immutabili forme di rumore di fondo ed è via via diventato un termine più generico per indicare una vasta gamma di suoni potenzialmente rilassanti, tra cui:

- Suoni della natura – pioggia, mare/onde, grilli, giungla eccetera.
- Rumori di macchine – aria condizionata, lavatrice, ventilatore.
- Melodie ripetitive o in loop.

Tutti questi sono presenti in un fiorente mercato di suoni prodotti per favorire un buon sonno.
Alcune persone preferiscono ascoltare questi tipi di suoni piuttosto che i toni artificiali del vero rumore bianco. L'idea di aggiungere rumore in una camera per favorire il sonno, potrebbe apparire quantomeno bizzarra, ma il sistema funziona: il rumore bianco mescola i suoni esterni (un cane che abbaia, una fabbrica, i vicini, un autobus, traffico e clacson) in un rumore complessivo di fondo cui il cervello presta meno attenzione. In altre parole "maschera" i rumori indesiderati.
Il nostro udito è un vero sistema di allarme che funziona

anche quando dormiamo. Suoni di sottofondo, anche con diversa potenza di volume (basti pensare a chi si addormenta in treno o in autobus) possono quindi farci addormentare più facilmente. Un rumore diverso sarà invece avvertito come segnale di pericolo e ci sveglierà.
A differenza del rumore bianco, la musica non contiene l'ampia gamma di frequenze necessarie per mascherare i suoni intrusivi, quindi è meno efficace del rumore bianco per indurre addormentamento. Anzi, può favorire reazioni emotive, ricordi e associazioni mentali che portano a un livello di veglia più attivo.

La *Light Therapy*

La terapia della luce o *Light Therapy* può risultare utile per il trattamento dell'insonnia.

In sostanza, consiste nel sedersi vicino a una finestra con molta luce, per un certo periodo di tempo (dai quindici ai trenta minuti fino ad arrivare a una-due ore) ogni giorno. L'esposizione ai brillanti raggi del sole aiuta a regolare il ritmo circadiano e può essere utile ad alcune persone per addormentarsi meglio la sera o svegliarsi più tardi. La *Light Therapy* con specifiche lampade è progettata per utilizzare la luce visibile filtrando i raggi ultravioletti.

Questo trattamento costituisce un efficace strumento terapeutico non solo per i disturbi legati al sonno. Viene infatti adottato in diverse condizioni, tra cui le principali sono:

- Cura di un disturbo affettivo stagionale.
- Depressione o insonnia non stagionale (dopo indicazione del medico).
- Desiderio di provare una terapia con pochi effetti collaterali.

- Necessità di aumentare l'efficacia di farmaci antidepressivi.
- Gravidanza o allattamento.

Oltre a questi, spesso il trattamento è indicato per i soggetti che presentano:

- Depressione non stagionale.
- Distimia (umore cronicamente depresso, presente per la maggior parte del giorno, quasi ogni giorno, per circa due anni. Gli individui con il disturbo distimico si descrivono tristi o giù di corda).
- Regolazione di un programma di lavoro notturno.
- Demenza.
- Trattamento di malattie della pelle come la psoriasi, ma in questo caso la lampada dovrà emettere e non eliminare i raggi ultravioletti.

Gli effetti collaterali sono scarsi e comprendono affaticamento degli occhi, cefalea, nausea, irritabilità, euforia, talora iperattività o agitazione associati a disturbo bipolare.

Scompaiono entro pochi giorni dall'inizio del trattamento o dalla sospensione se il paziente decide di smettere.

La *Light Therapy* deve essere prescritta da un medico, che preciserà numero di sedute e tempo delle stesse, nonché l'intensità della luce da utilizzare (la potenza delle lampade dedicate al trattamento può oscillare tra i 2500 e 10.000 lux).

La *Ligth Therapy* può suscitare comportamenti definiti eccitatori, talora maniacali, in pazienti con disturbo bipolare: in caso di dubbi è indispensabile parlare subito con uno specialista.

Costanza, coerenza, tempi compatibili con il lavoro o altre attività garantiscono un maggiore successo della terapia.

Ora legale – ora solare

È la luce naturale il principale antidoto agli effetti del passaggio dall'ora legale a quella solare, quando si portano indietro di un'ora le lancette dell'orologio. Cambio che determina spesso una lieve confusione per l'orologio biologico.

Sotto il profilo della salute, controindicazioni e possibili effetti negativi relativi all'adozione dell'ora solare sono in generale trascurabili e di breve durata. Ma diversi soggetti, circa il 10% della popolazione, in autunno, con la prima settimana di riduzione della luce accentuata dal passaggio all'ora solare, vedono diminuire significativamente la propria efficienza nell'ambiente di lavoro, peggiorare la qualità della vita, aumentare la suscettibilità a varie patologie o, infine, crescere la sensazione di essere progressivamente più stanchi. Si tratta di una condizione in cui i propri ritmi circadiani sono disallineati rispetto a quelli determinati per legge.
Gli effetti della mancata esposizione alla luce non sono gli stessi per tutti, e anche se ufficialmente prescritta, un'ora in meno di luce corrisponde spesso all'ingannevole percezione che gli orari di lavoro siano di fatto prolungati. E spesso la stanchezza, la malinconia o la depressione raggiungono in pochissimo tempo livelli elevati, e a soffrirne sono le relazioni personali e il lavoro. In sostanza, questa sensazione di stanchezza è spesso associata a una "anticipata" produzione di melatonina, come accade nel disturbo affettivo stagionale, i cui sintomi sono notati in autunno e all'inizio dell'inverno, e cominciano a diminuire in primavera.

Ma come affrontare in pochi giorni questo problema senza assumere farmaci?
Semplicemente con l'esposizione alla luce naturale, come ben sanno i *frequent flyers* che contrastano gli effetti del jet lag esponendosi il più possibile ai raggi del sole.
Infatti, una maggiore esposizione alla luce, come il passaggio in un ambiente lavorativo a una postazione più chiara e luminosa, può già indurre un miglioramento dei sintomi.

Il sonnellino pomeridiano e la merenda

Per chi è insonne, stanco, improduttivo o affaticato durante il giorno, esistono alcuni rimedi che vengono molto spesso messi in atto nella speranza di tornare in forma.

Principalmente sono il cosiddetto "pisolino" pomeridiano, le bevande contenenti caffeina e uno spuntino a base di dolci o cibi ricchi in carboidrati, soprattutto tra pranzo e cena. Alla luce di quanto detto, sono valide soluzioni per recuperare energie?

In effetti, dormire un breve periodo di tempo può rendere una persona insonne più attenta e dare la sensazione di aver recuperato energie, e questo potrebbe essere fondamentale per la produttività al lavoro e a scuola o per guadagnare una migliore capacità nel prendersi cura di un bambino durante il giorno, nonostante la stanchezza e le ore perse di sonno per i suoi risvegli.

La maggior parte delle persone, dopo un riposino pomeridiano che non superi venti minuti, si sente riposata. Sonnellini più lunghi possono lasciare invece una sensazione di torpore e intontimento, dato che richiedono un risveglio da fasi di sonno sicuramente più profonde. È anche importante non addormentarsi nel tardo pomeriggio: potrebbe rendere molto più difficile prendere sonno la sera.

Un'altra abitudine delle persone cronicamente assonnate è quella di mangiare snack zuccherati o contenenti grassi durante il giorno, soprattutto nel pomeriggio, quando in molti sperimentano un abbassamento delle perfomance intellettuali.

È necessario ricordare che tra le 14 e le 16 attraversiamo la porta secondaria del sonno, e la sensazione di stanchezza, debolezza o sonnolenza non dipende dall'aver mangiato poco (o troppo) a pranzo, ma dalla propensione al sonno in quello specifico arco di tempo.

Non solo. La perdita cronica di sonno può alterare le nostre abitudini alimentari e influenzare il nostro metabolismo nella scelta dei cibi, che ricadrà preferibilmente in quelli che aumentano i livelli glicemici (dolci, brioche, bevande zuccherate, biscotti). Questi snack generalmente supportano i livelli energetici per trenta-sessanta minuti e non oltre. Sarebbe meglio, piuttosto, provare con spuntini più sani, come frutta, verdure, noci. Ancor meglio, cercare di fare una passeggiata in cui si resterà esposti alla luce del sole. Quest'ultimo suggerimento può apparire poco realistico, ma sarà sufficiente una breve camminata nei pressi dell'ufficio.

Trattamenti farmacologici per l'insonnia

È necessario superare un gap culturale molto rilevante: dobbiamo con maggiore energia comunicare ai pazienti che è ora di smettere di credere all'esistenza di una "pillola miracolosa" per il sonno o all'illusione che una sola visita possa risolvere un problema cronicizzato di insonnia.

Molto spesso la realtà ci indica come sia indispensabile una giusta quantità di tempo per un'adeguata anamnesi, per test diagnostici accurati e poi per le scelte terapeutiche, come avviene per patologie croniche quali il diabete e l'ipertensione arteriosa.

La necessità di una gestione articolata e multidisciplinare delle cure è ancora più pressante per i pazienti (probabilmente fino al 30%) con patologie del sonno combinate tra loro.

In primo luogo, dobbiamo distinguere tra sostanze non soggette a prescrizione medica e altre per le quali questa è indispensabile.

Determinare quale farmaco può essere giusto dipende dal tipo di insonnia diagnosticata e da altri fattori riguardanti la salute dell'individuo.

Gli obiettivi del trattamento farmacologico sono:

- Migliorare la qualità e la quantità del sonno.
- Migliorare le funzioni diurne compromesse.
- Ridurre il tempo che impieghiamo a addormentarci, una volta coricati nel letto (latenza del sonno) e i risvegli dopo l'addormentamento.
- Aumentare stabilmente il tempo totale di sonno.

Gli elementi che uno specialista considera nella scelta di un farmaco per l'insonnia dovrebbero essere correlati a diversi fattori:

- Tipo di sintomo.
- Obiettivo del trattamento.
- Risposte a trattamenti pregressi.
- Preferenze del paziente.
- Costi.
- Valutazione e disponibilità di altri trattamenti.

- Condizioni di coesistenza di altre patologie.
- Controindicazioni dei farmaci proposti o già praticati.
- Interazioni farmacologiche con altre sostanze che il paziente deve assumere.
- Effetti indesiderati.

8

L'ECCESSIVA SONNOLENZA DIURNA: IPERSONNIA E NARCOLESSIA

Una propensione a addormentarsi molto facilmente durante il giorno, in taluni casi dopo aver dormito anche più di otto ore, dev'essere sempre studiata e diagnosticata.

Le cause di un simile disturbo possono essere molteplici: alcune dovute a una privazione acuta o cronica di sonno che lascia il suo "conto" durante la veglia, altre di tipo endocrinologico (per esempio l'ipotiroidismo); una piccola percentuale di queste forme è poi dovuta a farmaci o disturbi psichiatrici; le più importanti, infine, sono legate principalmente a due condizioni patologiche: l'ipersonnia (detta anche idiopatica) e la narcolessia.

Ipersonnia idiopatica

Si distingue dalle altre forme di ipersonnia per la sua incerta natura; le persone che ne sono affette presentano un aumento della durata del sonno notturno (anche oltre le dieci ore), sonnolenza e tendenza a fare sonnellini diurni involontari, oltre che veri riposini di compenso per la sonnolenza. La grande quantità di sonno non garantisce di essere o sentirsi riposati al risveglio e durante il giorno, e si fa fatica ad alzarsi al mattino.

La diagnosi è difficile e richiede che siano progressivamente escluse le possibili cause di sonnolenza, come per esempio un sonno frammentato da continui risvegli, le apnee notturne, l'assunzione di farmaci che inducono sonnolenza, i disturbi dell'umore, varie malattie neurologiche.

La comparsa della malattia ha luogo intorno ai venticinque anni, senza particolari distinzioni di sesso e colpisce da cinque a quindici persone su diecimila.

La distruzione di alcuni neuroni che regolano la molecola chiamata "adrenalina" (legata all'attività) e la diminuzione di istamina sono alcune tra le ipotesi più accreditate per spiegare questa patologia. Ma più di recente, ed è un dato molto suggestivo, è stata trovata un'ipersensibilità anormale dei recettori per il GABA (la principale sostanza chimica cerebrale responsabile della sedazione). In sostanza, è come se questi pazienti fossero cronicamente sedati con una benzodiazepina, anche in assenza del farmaco.

A tutt'oggi non esiste una cura per l'ipersonnia idiopatica. Inoltre, poiché il meccanismo che causa la malattia non è ancora del tutto chiarito, gli sforzi dei medici sono concentrati sulla gestione dei sintomi. In ogni caso, vengono utilizzati farmaci di solito prescritti per la narcolessia, anche senza una specifica approvazione da parte degli enti governativi (si chiama trattamento *off label*, che va oltre le indicazioni riportate sul foglietto illustrativo).

Come in ogni disturbo del sonno vengono, in primo luogo, raccomandati approcci comportamentali e tecniche di igiene del sonno; l'obiettivo, inoltre, è quello di aiutare i pazienti a ridurre le loro risposte emotive negative (frustrazione, rabbia, depressione) causate dai sintomi. Consulenze che vedono coinvolto il partner sono utili per evitare crisi matrimoniali.

Il farmaco di scelta è il modafinil; altre volte viene tentata la strada di farmaci per la sindrome da iperattività del bambino, come la atomoxetina (reboxetina in Europa) o il metilfenidato. Gli stimolanti possono ridurre efficacemente la sonnolenza nel breve termine ma risultano poco efficaci nel lungo periodo, senza contare i numerosi spiacevoli effetti collaterali (problemi cardiaci, comportamenti aggressivi, possibile dipendenza). Il sodio oxibato è un farmaco orfano, studiato per la narcolessia. Dovrebbe favorire il sonno profondo e migliorare la sonnolenza diurna. Novità vengono dall'uso della L-acetilcarnitina, che viene somministrata in bassi livelli ai pazienti con ipersonnia idiopatica e narcolessia. Altri farmaci di recente approvazione negli Stati Uniti vedono l'uso di sostanze che svolgono una azione antagonista a quella delle benzodiazepine, così da rendere meno sonnolento il paziente (come il Flumazenil Teva), ma devono essere somministrarti per via endovenosa. Inaspettatamente, la claritromicina (un antibiotico) svolge una azione del tutto simile al Flumazenil e il suo uso è attualmente in corso di studio.

Ipersonnia da altre cause o da sonno insufficiente

Un soggetto con eccessiva sonnolenza diurna manifesta un'impellente necessità di dormire in momenti inappropriati – per esempio al lavoro, a scuola, alla guida di un autoveicolo, durante una conversazione – nonostante abbia passato a letto un numero sufficiente di ore. Talora possono apparire anche altri problemi legati alla perdita di sonno, tra cui la mancanza di energia e la difficoltà a pensare chiaramente.

Fino al 40% delle persone ha provato questi sintomi almeno una volta nel corso della sua vita; il 5% della popolazione lamenta ipersonnia per varie cause:

- Privazione del sonno (desiderata o meno).
- Apnee notturne.
- Narcolessia.
- Sovrappeso.
- Abuso di droga o alcol.
- Traumi cranici.
- Malattie neurologiche come la sclerosi multipla o il morbo di Parkinson.
- Farmaci come tranquillanti o antistaminici.
- Genetica (avere un parente con ipersonnia).
- Depressione.

La causa più comune di ipersonnia è l'effetto *rebound* di un'intenzionale privazione di sonno, dovuta principalmente al lavoro e ai rapporti sociali; tale condizione sottrae alle generazioni più giovani circa il 20% di sonno rispetto a un recente passato (vent'anni fa).

Il medico, nel formulare la diagnosi, può disporre alcuni test, tra cui gli esami del sangue (necessari per escludere forme importanti di alterazione metabolica come il diabete scompensato, l'anemia, severe ipertrigliceridemie, ipotiroidismo), un elettroencefalogramma, una risonanza magnetica dell'encefalo, una polisonnografia.

La terapia è quella delle patologie identificate come causa del disturbo.

Short e long sleepers

Un soggetto che dorme più della media corrispondente per età e sesso è definito un *long sleeper*. Un adulto con queste caratteristiche dorme circa dieci-dodici ore per notte. Vanno ovviamente esclusi quei soggetti che sono affetti da patologie

in grado di indurre sonnolenza, come la mononucleosi o la polmonite virale, e coloro che stanno assumendo farmaci che producono questo effetto collaterale. Circa il 2% degli uomini e l'1,5% delle donne dormono più di dieci ore per notte, ma non tutti sono *long sleepers*, bensì soggetti con ipersonnia.
Gli *short sleepers* sono, di contro, quei soggetti adulti che necessitano di cinque o meno ore di sonno per notte (circa tre ore in meno se confrontati per età e sesso con la popolazione generale). Il riposo di questi individui è caratterizzato da una maggiore quota di sonno profondo (stadio 3-4), con riduzione dello stadio 2 e della fase REM; inoltre, a differenza della popolazione generale, uno *short sleeper* non manifesta riduzione dell'attenzione o modificazioni comportamentali relative alle poche ore di sonno realizzate.

Narcolessia

La narcolessia è un disturbo caratterizzato da eccessiva sonnolenza diurna. Si protrae nel paziente per tutta la vita e lo rende affaticato e facilmente stancabile; nei casi più severi si manifestano improvvisi e incontrollabili crisi di sonno con flaccidità muscolare: le crisi narcolettiche (o cataplessia). Molte persone che soffrono di narcolessia, tuttavia, non sanno di avere questo disturbo del sonno.

Si può avere eccessiva sonnolenza o una crisi in qualsiasi momento della giornata, a causa di una semplice emozione: anche la guida di un'auto o di un motoveicolo per i pazienti con narcolessia non trattata può essere molto pericolosa, ed esistono norme legislative in merito.

La crisi narcolettica, anche detta "cataplessia" dal greco *katáplēksis* "stupore, è un attacco di sonno che dura circa dieci-venti minuti: prevede un'improvvisa perdita del tono muscolare mentre si è svegli, difficoltà a parlare, ginocchia instabili o, nei casi più gravi, una paralisi completa, che può provocare cadute o impossibilità di muoversi e parlare, anche se il soggetto è totalmente o parzialmente cosciente. L'episodio può essere ricorrente (fino a dieci volte al giorno) in un soggetto "predisposto", e in momenti che favoriscono il sonno (fasi postprandiali, cinema, teatro, lavori noiosi). Talvolta si presenta nei momenti meno opportuni (durante un rapporto sessuale, in bicicletta, al lavoro).

I numeri della narcolessia

Questa patologia non è rara e colpisce circa quattro-cinque persone su diecimila, prevalentemente maschi, a qualsiasi età (i sintomi sono generalmente assenti o poco riconoscibili prima dei dieci anni), con un picco tra i quindici e i venticinque anni. Solo il 10% dei pazienti presenta un quadro clinico completo. Il primo sintomo a comparire è la sonnolenza diurna. La cataplessia subentra entro uno-quattro anni dalle prime manifestazioni, ma può tardare anche fino a quaranta-sessanta anni. È tendenzialmente sottodiagnosticata.

Esistono fondamentalmente due tipi di narcolessia:

- *Narcolessia con cataplessia*: implica una combinazione di eccessiva sonnolenza diurna e crisi narcolettiche.
- *Narcolessia senza cataplessia*: si verifica quando avvengono di continuo episodi di sonnolenza eccessiva, ma non crisi. Si può dormire per un'ora o due e svegliarsi riposati, ma dopo un breve periodo di tempo si avverte di nuovo stanchezza.

La lista delle possibili errate diagnosi è lunghissima. È accaduto che il disturbo fosse interpretato come un ictus, un sintomo di sclerosi multipla, un attacco di panico, schizofrenia, ipotiroidismo.

Solamente l'1% dei casi di narcolessia è di origini genetiche. Il rischio di narcolessia fra parenti di primo grado è dell'1-2%, quindi trenta-quaranta volte più alto che nella popolazione generale.

Nell'85-100% dei pazienti narcolettici gli antigeni di istocompatibilità testimoniano una natura autoimmune della patologia.

I sintomi della narcolessia

Le caratteristiche fondamentali della Narcolessia sono quattro:

- Eccessiva sonnolenza diurna.
- Cataplessia.
- Allucinazioni al momento dell'addormentamento. Questi "sogni precoci" sono esperienze sensoriali intense e vivide, talora a contenuto terrifico, spesso indistinguibili dalla realtà, che si verificano all'inizio (allucinazioni ipnagogiche) o alla fine di un periodo di sonno (allucinazioni ipnopompiche).
- Paralisi in sonno. Il cervello è "sveglio" ma il corpo no. È la consapevolezza di non riuscire a muoversi malgrado il desiderio di farlo.

  Gli episodi si verificano durante l'addormentamento e al risveglio. Possono accompagnarsi a una allucinazione o a un vago senso di panico. Chi ne soffre, può raccontare di immagini di persone minacciose, sedute di fronte o in procinto di soffocarle e di una paralisi totale o parziale.

Ai sintomi elencati, si deve aggiungere l'insonnia o un disturbo del sonno notturno. Infatti, gli individui affetti da narcolessia non hanno problemi a addormentarsi durante la notte, ma incontrano difficoltà a mantenere il sonno, che può infatti essere disturbato da risvegli spontanei a qualsiasi ora, sogni vividi, sonniloquio, movimenti mentre si sogna, movimenti periodici delle gambe. Con la narcolessia, molte persone subiscono un aumento indesiderato di peso, un effetto collaterale che può essere prevenuto con l'esercizio fisico e la dieta.

Di fatto, solo il 10-25% dei soggetti narcolettici presenta i quattro sintomi principali; il più delle volte si identificano agevolmente due sintomi e tra questi l'associazione narcolessia/cataplessia è la più frequente. La narcolessia è anche uno dei maggiori fattori di rischio per un altro tipo di disturbo del sonno, chiamato *REM Sleep Behaviour Disorder*, di cui parleremo successivamente.

L'aspetto più rilevante della narcolessia è la rapida comparsa del sonno REM, generalmente entro quindici-venti minuti dall'addormentamento. Gli attacchi di sonno diurni compaiono ogni novanta-centoventi minuti e spesso, dopo un sonnellino di cinque-quindici minuti, il paziente ricorda di aver sognato e si sente riposato.

Come viene effettuata la diagnosi di narcolessia ?

Una visita completa e la storia medica del paziente sono essenziali per la diagnosi e il trattamento. Anche in questo caso, è importante la compilazione di un diario del sonno per almeno un mese. Il test della Scala di Epworth (ESS) è fortemente consigliato.

La cataplessia è il sintomo più specifico ed è raramente

presente al di fuori della narcolessia. La conferma si ottiene con uno studio polisonnografico seguito dal test delle latenze multiple del sonno, un esame che misura quanto tempo ci vuole per addormentarsi durante il giorno. I pazienti con narcolessia, infatti, si addormentano molto più velocemente degli altri.

Alcuni studi hanno inoltre rilevato la severa riduzione o anche la totale assenza nel liquido che permea il sistema nervoso (liquido cefalorachidiano) di una molecola chiamata ipocretina o orexina, un neuro mediatore: esami volti a misurare l'ipocretina sono dunque molto utili per diagnosticare la narcolessia.

Queste indagini di laboratorio e strumentali consentono anche di monitorare l'evoluzione della malattia e di valutare la risposta alle terapie. La causa della narcolessia sembra essere un difetto biochimico del sistema nervoso centrale.

Il Multiple Sleep Latency Test *(MLST)*

Un MSLT è un test diagnostico utilizzato per studiare alcuni disturbi del sonno in cui è presente eccessiva sonnolenza diurna, come nel caso della narcolessia. Il paziente viene sottoposto a un esame in cui sono richiesti cinque sonnellini, lunghi ciascuno venti minuti, separati da due ore di distanza. Lo scopo del test è determinare come si addormenta un paziente durante il giorno in un ambiente tranquillo e rilassato: durante questi pisolini, infatti, i soggetti si trovano in un'atmosfera confortevole, sono privi di distrazioni, stimoli o fattori ambientali che possano impedire loro di dormire.
L'apparecchiatura utilizzata per il test è ancora il polisonnigrafo, completo di sensori per elettroencefalogramma.
La funzione principale del test è determinare la latenza del

sonno (il tempo necessario per la transizione dalla veglia al sonno) e quanto velocemente il paziente entra sonno REM. Nella maggior parte delle persone, il passaggio dalla veglia nelle prime fasi del sonno hanno una latenza di circa cinque-quindici minuti. Nella narcolessia, la latenza del sonno si osserva molto rapidamente: cinque minuti o meno con passaggio alla fase REM in quindici-venti minuti.

Fattori scatenanti delle crisi

Le cause scatenanti di una crisi narcolettica sono principalmente la privazione del sonno, alcuni farmaci e sostanze sedativi (incluso l'alcol), febbre, pasti troppo ricchi la sera, alcune sostanze farmacologicamente attive.

Ma una crisi di cataplessia può essere causata da una semplice emozione (positiva o negativa) come un sorriso o una notizia inaspettata. Non è necessario che si realizzino situazioni fortemente stressanti per avere una crisi: basta veramente poco. Il che trasforma in un momento di tensione e stress anche l'attesa o il semplice pensiero della prossima crisi. Quando avverrà? Avrò accanto qualcuno in grado di aiutarmi? Cadendo, potrò provocarmi dei danni fisici?

A questo punto, è facile comprendere l'importanza della patologia e il disagio che prova chi ne è affetto.

Il caso di Natascia: la narcolessia sui campi da golf

Per Natascia essere una giocatrice di golf significa duro allenamento, determinazione e studio assiduo di un modo per competere in gara mentre vive con la narcolessia.

Non è raro per Natascia, quarantatré anni, addormentarsi sul campo da golf anche durante i tornei. Dal 1994 gioca a livelli importanti. Ma la sua vita è cambiata nel 1996, quando le fu diagnosticata la narcolessia, dopo aver presentato un quadro clinico di grave sonnolenza, paralisi in sonno e cataplessia, descritta da lei stessa come debolezza e perdita di controllo dei muscoli, a seguito di forti emozioni positive o negative.

Uno stimolo medio può farla cadere addormentata. Deve conservare un basso livello emotivo per cinque ore solo per giocare un torneo, il che significa che non può provare troppa gioia o avere paura.

Ha avuto anche diversi incidenti stradali, prima espressione della gravità del quadro, oltre a diversi episodi di paralisi in sonno.

Un primo neurologo consultato aveva diagnosticato una depressione con deficit di attenzione. Poi, finalmente, un esperto di problemi del sonno ha effettuato la diagnosi corretta.

In ogni caso, oggi Natascia segue una cura, e non solo gioca a golf, ma ha una bambina. Questo la pone in una condizione di grande disagio e preoccupazione, e per un periodo ha sofferto di depressione e ha avvertito una maggiore distanza anche dal marito. Ma grazie all'aiuto del medico oggi riesce a mettere in pratica dei comportamenti che, per esempio, le permettono di continuare a giocare.

Vivere con qualcuno che soffre di narcolessia presenta sfide uniche che la maggior parte delle persone semplicemente non può capire. I soggetti affetti da narcolessia con cataplessia spesso vivono in casa indossando protezioni per le cadute (ginocchia e gomiti) e anche dei caschi per evitare ferite alla testa. Non è certo semplice avere una vita di relazione in queste condizioni. È del tutto normale sentirsi frustrati; la rabbia, l'angoscia e il risentimento sono molto frequenti. Ma ci sono elementi positivi che devono essere sottolineati e su cui bisogna soffermarsi, come per esempio il valore dell'amicizia, la possibilità che le cure aiutino in modo sensibile, un equilibrio che permetta di non restare schiacciati dalla patologia.

La terapia: trattamento non farmacologico

Per questa condizione non esistono attualmente trattamenti risolutivi, ma, oltre a ricorrere a terapie farmacologiche che riducano o evitino l'invalidità causata dall'eccessiva sonnolenza, si possono adottare abitudini di vita appropriate.

È necessario ricordare sempre che la narcolessia è una patologia associata a un elevato rischio di incidenti d'auto e al lavoro, e che non è sempre facile raggiungere il pieno controllo della sintomatologia.

Alcune indicazioni da seguire, valide anche per i più piccoli, sono:

- Mangiare frutta e verdura durante il giorno ed evitare pasti pesanti prima di importanti attività (certi cibi, prevalentemente i carboidrati, così come l'alcol possono peggiorare la sonnolenza).
- Pianificare un breve pisolino (da dieci a quindici minuti) dopo i pasti, se possibile.
- Pianificare un pisolino per il controllo del sonno diurno e ridurre il numero di crisi di cataplessia o di sonnolenza improvvisa.
- Informare gli insegnanti (per i bambini) o il datore di lavoro circa la condizione di coloro che sono colpiti da narcolessia.

Due o tre sonnellini programmati durante la giornata e una regolarità negli orari dei pasti e del sonno notturno possono dare buoni risultati, soprattutto nel bambino e nei casi più gravi. È anche importante riconoscere e trattare altri disturbi del sonno associati, quali le gambe senza riposo e la sindrome delle apnee notturne.

La terapia: trattamento farmacologico

La prescrizione di farmaci può risultare in alcuni casi necessaria. Lo stimolante modafinil è la prima scelta per la cura della narcolessia, insieme al sodio oxibato per i casi con cataplessia: entrambi aiutano a rimanere svegli. Altri stimolanti comprendono dextroamphetamine e metilfenidato.

I farmaci antidepressivi (come fluoxetina, paroxetina eccetera) possono aiutare a ridurre gli episodi di cataplessia, paralisi del sonno e allucinazioni (in questo caso viene sfruttato il caratteristico effetto inibitorio sul sonno REM tipico).

Il gamma-idrossi-butirrato o GHB, recentemente registrato negli Stati Uniti per la narcolessia con cataplessia non è ancora disponibile in Italia per questa patologia.

Sfera relazionale del paziente con narcolessia

Sul versante più propriamente sociale, chi soffre di questo disturbo può avere limitazioni, come per esempio sul rilascio della patente di guida. Le restrizioni variano da Paese a Paese in base alle normative realizzate.

Le conseguenze a lungo termine della narcolessia possono essere di difficile valutazione. La sonnolenza e la cataplessia possono avere importanti effetti nei rapporti sociali e nel lavoro con ripercussioni economiche rilevanti.

La sensazione di fatica e la cronica carenza di energia possono condizionare una persona nell'ambito del completo assolvimento delle responsabilità familiari.

L'inabilità al lavoro e/o alla guida possono provocare perdita dell'indipendenza, difficoltà di ordine finanziario e una moltitudine di altri problemi.

In questa situazione una persona può facilmente perdere il contatto con gli altri e cadere nella depressione.

Ma cosa pensano della malattia i pazienti con narcolessia e soprattutto, di fronte a tanti problemi, in che modo affrontano la giornata?

È sempre scontato cadere in depressione?

Per una situazione così importante come la narcolessia, appare sempre più importante che i pazienti si confrontino tra loro, attraverso le associazioni e i social network.

Tra le informazioni specifiche per la narcolessia più richieste dai pazienti vi sono quelle riguardo ai sintomi associati con l'eccessiva sonnolenza diurna, che sono numerosi e che sarebbe meglio conoscere nel dettaglio: riporto nella tabella sottostante quelli associati a questa sintomatologia così rilevante per il paziente.

Tra i sintomi secondari, ricordiamo che possono essere spesso inclusi gli effetti collaterali del trattamento farmacologico.

Caratteristiche dell'eccessiva sonnolenza diurna

Le caratteristiche di ipersonnia variano da una persona all'altra, a seconda dell'età, dello stile di vita e per l'azione di differenti cause. È anche possibile che una persona con ipersonnia possa avere un sonno molto disturbato, ma che non sia a conoscenza del problema.

L'incapacità di rimanere sveglio e vigile durante la veglia, provoca cadute involontarie verso la sonnolenza o il sonno e presenta alcuni sintomi tipici:

- Sensazione di stanchezza durante tutto l'arco della giornata.
- Necessità di sonnellini diurni che, a differenza della narcolessia, sono molto lunghi (e riposanti).
- Sensazione di sonnolenza, nonostante un lungo sonno e propensione a numerosi riposini pomeridiani, con addormentamento profondo e difficile risveglio.
- Sensazione da "ubriachezza da sonno".
- Disorientamento al risveglio.
- Possibilità che si verifichino episodi di paralisi in sonno e allucinazioni ipnagogiche, come nella narcolessia senza cataplessia.
- Disturbi digestivi.
- Accelerazioni improvvise del battito cardiaco con palpitazioni.
- Mani e piedi freddi.
- Difficoltà di pensare e prendere decisioni (sensazione di mente annebbiata).
- Apatia.
- Cefalea.
- Impotenza.
- Difficoltà di memoria o ridotta concentrazione.
- Aumento del rischio di incidenti, in particolare automobilistici.

La qualità della vita è l'argomento che più sta a cuore ai pazienti. La patologia colpisce la vita delle persone in tanti modi: per quanto riguarda la notevole riduzione della qualità della vita è comune il paragone con il morbo di Parkinson.

Tuttavia, coloro che hanno avuto la diagnosi dieci o vent'anni fa e che presentano oggi l'intero spettro della sintomatologia (paralisi in sonno, cataplessia, allucinazioni ipnagogiche) si sentono molto sfibrati dalla situazione. Proprio da essi, attraverso i nuovi canali di socializzazione, può giungere l'informazione più consapevole e reale per i pazienti neodiagnosticati. Sono loro, da una parte all'altra del mondo, i migliori comunicatori di soluzioni pratiche e di nuove possibilità terapeutiche.

Infine, come per altre patologie, oggi si dispone di farmaci sempre più efficaci e il futuro non potrà che essere migliore dato il grande impegno profuso nella ricerca.

9

SONNAMBULISMO E ALTRI DISTURBI DEL SONNO

Sonnambulismo

Il sonnambulismo è un disturbo del comportamento che si origina durante il sonno profondo e si traduce nell'attuare azioni complesse mentre si è ancora addormentati (alzarsi, camminare, parlare, compiere varie attività).

È molto comune nei bambini, meno negli adulti, ed è più probabile che si verifichi in soggetti cronicamente privati di sonno. Per un sonnambulo può essere difficile svegliarsi durante un episodio e quasi mai egli ricorda l'evento di sonnambulismo. È un malinteso comune l'idea che non si possa risvegliare un sonnambulo, anche se in alcuni casi possono esserci in effetti reazioni inaspettate.

I sintomi più frequenti osservati generalmente dai parenti vanno dal posizionarsi seduti sul letto guardando in giro, al camminare per la stanza o per la casa talvolta compiendo azioni complesse, che possono arrivare fino all'aprire la porta di casa e uscire a guidare l'auto per lunghe distanze.

I numeri del sonnambulismo

La prevalenza di sonnambulismo nella popolazione è stimata tra l'1% e il 15%.

L'insorgenza o la persistenza di sonnambulismo in età adulta è poco comune e non è infrequente la relazione con problemi psichiatrici o psicologici significativi.

Il sonnambulismo è, invece, molto frequente nei bambini, in particolare quelli di età compresa tra i tre e i sette anni e si verifica spesso nei soggetti che presentano russamento e apnee nel sonno. Spesso si accompagna ai sogni terrifici, ed entrambi i quadri clinici tendono a presentarsi anche in altri familiari.

I sintomi

Non esiste un'unica forma di sonnambulismo. Per riconoscerne la tipologia è necessario comprendere in quale fase del sonno si verifica il sintomo: spesso prende inizio durante il sonno profondo (quello che definiamo non-REM), ma può verificarsi anche nelle fasi di sonno leggero, di solito entro poche minuti dall'addormentamento, e in questi casi il sonnambulo può essere parzialmente vigile durante l'episodio.

Di solito si verifica una sola volta nell'arco di una notte.

Nel sonnambulismo si possono riscontrare le seguenti situazioni:

- Eloquio nel sonno.
- Scarsa o assente memoria dell'evento.
- Difficoltà a svegliare il sonnambulo.
- Comportamenti inappropriati, per esempio urinare in posti curiosi, come nell'armadio (più comune nei bambini).
- Urla (in concomitanza a sogni terrifici o incubi).
- Violenti attacchi contro la persona che tenta di risvegliare il sonnambulo.

La diagnosi

Se si manifestano i sintomi del sonnambulismo, è necessario sottoporre il paziente a un esame elettroencefalografico, meglio se continuato per tutta la notte e con una telecamera a infrarossi che possa registrare i movimenti.

La coesistenza di altre patologie del sonno con il sonnambulismo, come le apnee notturne, rende più utile un esame polisonnografico, in grado di registrare anche parametri fisici legati al respiro e al cuore.

Una registrazione dell'episodio, realizzata anche con semplici mezzi come i telefonini, se osservata da uno specialista può talvolta aiutare a dirimere dubbi sulle cause del fenomeno.

Il trattamento

È importante tranquillizzarsi pensando alla benignità della maggior parte delle situazioni rilevate. Solo in rari casi sarà il medico a stabilire se è utile proseguire le indagini per escludere patologie concomitanti. Per questo è bene che chi soffre del disturbo, o i suoi familiari, avvertano un medico, meglio se uno specialista del sonno.

Oltre a escludere possibili fattori di rischio o patologie nascoste che possono essere causa del disturbo, è essenziale esaminare con cura eventuali elementi come la fatica, i farmaci o lo stress, che possono scatenare i sintomi del sonnambulismo, identificando le relazioni tra eventi diurni ed episodi durante il sonno.

Alcune terapie farmacologiche sono molto utili nel ridurre l'incidenza degli episodi di sonnambulismo.

La privazione del sonno contribuisce spesso a determinare il sonnambulismo: trattare questa condizione può già essere sufficiente a contrastare il fenomeno. Altre possibili cause comprendono l'alcol e alcuni farmaci. Può essere utile impostare una routine rilassante prima di coricarsi.

Infine è molto importante apprendere semplicemente come evitare lesioni e infortuni durante gli episodi e cercare di creare un ambiente sicuro per il sonno. Per esempio, se un bambino è sonnambulo, non è adeguato farlo dormire in un letto a castello; allo stesso modo, è pericoloso lasciare in giro oggetti taglienti o fragili; in taluni casi è efficace installare su porte, finestre e scale un allarme acustico che possa impedire di aprire pericolosamente un'anta e uscire di casa inosservati.

La recente maggiore informazione sui disturbi del sonno ha fatto emergere casi di sonnambulismo finora percepiti come un disturbo irrisolvibile, misterioso, per il quale si è sempre generato un inspiegabile imbarazzo.

Accertamenti e terapie sono semplici e possono prevenire cadute o ferite facilmente evitabili. E le paure di genitori o partner.

Per i pazienti con insonnia la terapia farmacologica raccomandata prevede le seguenti categorie di farmaci:

- Benzodiazepine ad azione ultrarapida, breve e intermedia.
- Benzodiazepine o più recenti *zeta drugs*: zolpidem, zopiclone, zaleplon; negli USA è in commercio una nuova molecola, eszopiclone, ancora non disponibile in Italia.
- Ramelteon.
- Antidepressivi, soprattutto se prescritti in combinazione con altri farmaci.
- Farmaci come gabapentin, tiagabina.

- Antipsicotici atipici (quetiapina e olanzapina). Questi farmaci sono adatti solo per i pazienti con comorbidità insonnia che possono beneficiare tanto della loro azione principale, quanto dell'effetto sedativo.

Sindrome delle gambe senza riposo o *Restless Legs Syndrome* (RLS)

La sindrome delle gambe senza riposo è un disturbo del sonno determinato da un impulso, spesso irresistibile e intenso, a muovere le gambe; talvolta è associato ad altre sensazioni come formicolio, crampi, vero dolore.

In genere si manifesta a letto, ma talvolta può capitare anche alla guida o quando si è seduti per lungo tempo (in aereo, a teatro).

Quando sopraggiunge la sera, rende difficile addormentarsi. Spesso, le persone con RLS hanno voglia di camminare e contrarre le gambe per alleviare la sensazione di disagio.

Si può diagnosticare durante un esame polisonnografico, spesso effettuato per altre ragioni, o attraverso dei sensori dedicati al movimento degli arti inferiori.

Chi colpisce la RLS?

Può interessare soggetti di ogni età, compresi i bambini. Tuttavia, la sindrome è tipica degli anziani, e più frequente nelle donne che negli uomini. Adolescenti con RLS sono di solito trattati come se mostrassero "dolori da crescita" o fossero affaticati da eccessiva attività fisica. Poiché i sintomi della RLS sono spesso difficili da descrivere e, almeno inizialmente, possono presentarsi anche solo una o due volte al mese, molte persone non pensano di parlarne con il proprio medico.

I numeri
Dal 5 al 10% della popolazione soffre di RLS. In oltre il 50% dei casi è presente in un familiare e ha, quindi, presupposti genetici. Per i motivi enunciati sopra, generalmente si inizia a fare diagnosi dopo i quarantacinque anni.

Oltre ai presupposti generici, le ragioni per cui insorge una sindrome delle gambe senza riposo non sono ancora del tutto chiarite. Lo stress sembra rendere la condizione peggiore. Così come l'insufficienza renale (il 40% dei pazienti con tale condizione vede presentarsi la RLS).

I sintomi e la diagnosi
I sintomi principali sono:

- L'impulso o il desiderio di muovere le gambe, di solito accompagnato da spiacevole o antipatica sensazione di intorpidimento, formicolio, prurito, dolore, crampi.
- Il bisogno di muoversi che compare in modo sgradevole durante i periodi di riposo o di inattività, per esempio quando si è seduti a guardare la televisione o si viaggia in auto o in aereo.
- Alcuni fastidi diurni, parzialmente migliorati da attività fisiche come lo stretching e il camminare.
- Sensazioni di disagio che si verificano solo di sera o di notte, spesso inavvertite dal paziente come tali ma percepite solo come movimenti eccessivi delle gambe nel sonno (e come tali riferite dal partner di letto).

Il medico dovrà sapere se si hanno difficoltà a rimanere svegli durante il giorno o se sono presenti insonnia, sonnolenza diurna, irritabilità e difficoltà di concentrazione, condizioni provocate da una irrequieta notte di sonno.

Alcuni contesti clinici possono contribuire allo sviluppo della RLS, come la carenza di ferro, il morbo di Parkinson, l'insufficienza renale, il diabete, l'artrite reumatoide e molte patologie che si caratterizzano per neuropatia periferica.

Le donne in stato interessante riportano spesso i sintomi della sindrome delle gambe senza riposo dopo venti settimane di gestazione. Anche nei pazienti che assumono antidepressivi, antistaminici o farmaci contro la nausea può insorgere questo tipo di disturbo.

I movimenti periodici degli arti

Le persone affette da RLS hanno spesso movimenti periodici degli arti, un disturbo del sonno strettamente correlato che si verifica quando i muscoli si contraggono o si rilasciano involontariamente (per un tempo che va da cinque a quaranta secondi) mentre si è addormentati: la sindrome dolorosa delle gambe e piedi in movimento, o più brevemente "disturbo periodico degli arti inferiori".

Si tratta di un disturbo non comune del movimento nel sonno. Il coinvolgimento degli arti inferiori è più frequente di quello degli arti superiori e spesso vi è alla base un danno a un nervo periferico. È caratterizzato da dolore a uno o più arti, associato a movimenti involontari.

La diagnosi, come accennato, si pone come sempre mediante una corretta e attenta anamnesi e la valutazione di condizioni predisponenti, ma con i recenti sviluppi tecnologici, un esame strumentale come la polisonnografia è in grado di confermare le impressioni cliniche. Troppe volte si assiste a terapie prescritte sulla sola base della visita, senza la possibilità di verificarne l'efficacia, se non tramite il racconto del paziente.

Differenti tipologie di RLS

- A esordio precoce: inizia prima dei quarantacinque anni, producendo sintomi che progrediscono lentamente e che, di solito, non si presentano prima dei sessantacinque anni.
- A esordio tardivo: procede rapidamente e da subito può manifestarsi tutti i giorni o progredire rapidamente nell'arco di circa cinque anni, per giungere quindi a presentarsi con regolarità.
- Primaria: si riscontra indipendentemente da altri disturbi, ma può essere esacerbata o attivata da diversi fattori.
- Secondaria: la sindrome nasce per specifiche patologie o quadri clinici e si risolve quando questi ultimi vengono trattati.

Gli effetti

La RLS può causare gravi disturbi del sonno. Questi possono sia essere un concreto ostacolo al semplice dormire, sia costituire delle difficoltà nel tornare a dormire dopo un risveglio.

I casi gravi si possono associare a tempi di sonno inferiori a cinque ore per notte e costituiscono una importante condizione di privazione del sonno, con tutto quello che ne può conseguire.

Altre caratteristiche sono:

- I casi lievi di RLS generano meno disturbi del sonno, con pazienti che sono in grado di dormire molto meglio al mattino presto.
- I movimenti delle gambe durante la notte possono disturbare il sonno del compagno di letto.
- La RLS spesso provoca una riduzione di tono il giorno successivo.

- Persone con RLS presentano una più elevata incidenza di ansietà o depressione reattiva.

Il trattamento

Dal momento che la carenza di ferro è una causa potenzialmente reversibile della RLS, molti specialisti del sonno raccomandano una terapia a base di compresse di ferro (solfato ferroso). Un esame del sangue (in particolare sideremia e ferritinemia) può dare indicazione sui depositi di ferro nel corpo.

Se i sintomi sono frequenti o gravi, deve essere presa in considerazione l'opzione farmacologica. I trattamenti più usati sono basati su farmaci utilizzati anche per il morbo di Parkinson, che controllano lo stimolo al movimento ripetuto. Attualmente, è disponibile il pramipexolo, ma anche altri medicinali con la stessa azione, tra cui la levodopa, potrebbero essere efficaci.

Talvolta vengono prescritte anche le benzodiazepine che, a basse dosi, permettono di controllare casi non gravi e non inducono sonnolenza. Il clonazepam e il diazepam rientrano in questa categoria.

Possono essere usati per la RLS anche alcuni farmaci efficaci nel trattamento delle neuropatie porfiriche di varia origine, come il gabapentin e il pregabalin.

Circa due terzi dei pazienti con RLS primaria sono esclusi dalla terapia farmacologica per la presenza di una coesistente patologia neuropsichiatrica o medica, come ansia, depressione, dolore cronico oncologico.

Le terapie alternative

La prima norma da seguire è evitare bevande contenenti caffeina, alcol e prodotti del tabacco.

Massaggiare i polpacci può aiutare a contenere il dolore, mentre una corretta igiene del sonno può anche contribuire a ridurre i sintomi.

L'esercizio fisico (compreso lo stretching) può aiutare a ridurre il disagio della RLS. Utile la cyclette o le passeggiate.

Il jet lag

Il jet lag è un disturbo temporaneo del sonno che può colpire chiunque viaggi rapidamente (in aereo) attraverso più fusi orari.

Come abbiamo visto, il corpo ha il suo orologio biologico che determina i ritmi circadiani e scandisce quando ci si sveglia e quando si va a dormire. Il jet lag si manifesta perché l'orologio biologico è ancora sincronizzato con il fuso orario del luogo da cui si è partiti, invece che con quello della propria destinazione. Più elevato è il numero di meridiani – e, quindi, fusi orari – attraversati, maggiore è la probabilità di sperimentare il disturbo da jet lag.

Il jet lag può causare stanchezza diurna, sensazione generalizzata di malessere, disorientamento, difficoltà a rimanere vigili e, dato non trascurabile, problemi gastrointestinali. È un disturbo di per sé temporaneo, ma può ridurre in modo significativo il piacere di una breve vacanza o la lucidità per un viaggio di affari.

Fortunatamente, si possono adottare alcuni stratagemmi per prevenire o ridurre al minimo gli effetti del jet lag.

I sintomi e le cause

I sintomi del disturbo da jet lag possono essere variabili:

- Sonno disturbato, come insonnia, risveglio precoce o persistente sonnolenza.

- Stanchezza diurna.
- Difficoltà di concentrazione o riduzione delle performance intellettuali.
- Problemi di lentezza digestiva, stipsi, talora diarrea.
- Una generale sensazione di malessere.
- Cambiamenti di umore.

Si manifestano di solito entro un giorno o due dall'arrivo, se il viaggio si è svolto attraverso almeno due fusi orari e possono divenire peggiori se si viaggia verso est.

Di solito sono necessarie ventiquattr'ore per recuperare. Tuttavia, i viaggiatori abituali lottano continuamente con l'effetto jet lag.

Il fastidio non dipende dall'orologio, chiaramente, ma dalla nuova quantità o meno di luce rispetto al tempo trascorso che non collima con quanto atteso e programmato nel cervello.

La luce del sole, infatti, attua come abbiamo visto un'influenza chiave sull'orologio biologico, influenzando la produzione di melatonina, l'ormone che stimola l'addormentamento.

La disidratazione e alcuni altri fattori aumentano la possibilità di incorrere nei fastidi del jet lag. Si tratta di:

- Numero di fusi orari attraversato: più fusi orari si attraversano, maggiore la probabilità che insorga l'effetto jet lag.
- Volare verso est: per molte persone viaggiare verso Oriente, quando si "perde" tempo, piuttosto che verso Occidente, quando "si guadagna" tempo, è più problematico.
- I *frequent flyers*, i piloti, gli assistenti di volo e i viaggiatori d'affari sono più soggetti al jet lag.

- La stanchezza.
- I pasti fuori orario.

Da ricordare:

- Gli anziani hanno generalmente bisogno di più tempo per recuperare il jet lag di quanto non facciano soggetti più giovani.
- Nelle persone affette da jet lag sono più frequenti gli incidenti stradali causati dall'eccessiva sonnolenza alla guida.
- Il disturbo non ha solitamente bisogno di trattamento medico.
- I sintomi migliorano spesso entro pochi giorni, anche se a volte possono protrarsi più a lungo per varie cause.

Tuttavia, un viaggiatore che è spesso disturbato dal jet lag deve rivolgersi a uno specialista per ricevere un'adeguata terapia medica o l'indicazione a un trattamento con la luce.

La luce del sole

Quando ci si sposta in altri fusi orari, il corpo deve adattarsi a una nuova esposizione alla luce del giorno e resettare l'orologio biologico in modo da addormentarsi ed essere sveglio al momento opportuno. Poiché la luce (è in particolare quella solare) è il più potente strumento naturale per la regolazione del ciclo sonno-veglia, è possibile usare la luce del sole a fini terapeutici: si tratta della cosiddetta *Light Therapy* di cui abbiamo già parlato.

Prima di tutto è necessario pianificare in anticipo i periodi più adatti all'esposizione, tenendo conto dell'orario di partenza e di arrivo e le abitudini individuali del sonno. L'esposizione alla luce del mattino di solito aiuta a regolare una variazione di fuso orario per chi viaggia verso est, mentre applicazioni serali di luce (non più del sole, dunque, ma artificiale...) aiutano a adattarsi a un nuovo fuso orario quando si viaggia verso ovest. Se si ricorre a lampade artificiali, utili per esempio a un viaggiatore che per affari si trova spesso lontano dalla luce naturale durante il giorno, si deve stabilire una determinata intensità, una durata (trenta o sessanta minuti) e alcuni intervalli regolari di tempo.

Una delle più recenti e curiose novità nell'ambito della *Light Therapy* è rappresentata da occhiali appositamente concepiti per inviare una luce verde alla retina che, a detta degli ideatori, dovrebbe incrementare la produzione di melatonina e così attenuare i fastidi del jet lag, stimolando, al pari dei raggi solari, la parte del cervello responsabile della regolamentazione dell'orologio biologico. Coloro che desiderano dormire e svegliarsi presto dovrebbero indossare il dispositivo per cinquanta minuti al mattino, mentre al contrario chi vuole dormire e svegliarsi più tardi avrebbe bisogno di farlo per cinquanta minuti prima di coricarsi, per ritardare l'orologio biologico. Sarà interessante valutarne gli effetti nel tempo.

La combinazione di esposizione alla luce con l'esercizio fisico, una camminata o un po' di jogging, può aiutare a adattarsi al nuovo orario ancora più velocemente.

Altrettanto importante è evitare la luce in certi momenti. Per esempio, viaggiando verso ovest si dovrebbe evitare la luce al mattino i primi giorni dopo l'arrivo. Gli occhiali scuri possono contribuire a bloccare la luce. Di notte, sarà utile avere una mascherina per gli occhi.

Il trattamento: la melatonina

Come rimedio per il disturbo da jet lag e per aiutare la ripresa di un corretto sonno, la melatonina è stata ampiamente studiata ed è ora una terapia comunemente accettata. Recenti ricerche dimostrano che può aiutare il sonno durante i periodi in cui normalmente non si riposa, elemento che la rende utile per questo tipo di disturbo.

Il momento in cui assumere la melatonina è naturalmente determinante; se si desidera ripristinare l'orologio biologico a uno stato precedente, come per esempio accade dopo aver volato a est, si dovrebbe assumere al momento di coricarsi, fino a quando non ci si sia adattati all'ora locale; se, invece, si cerca di ripristinare l'orologio biologico dopo un volo verso ovest, bisognerebbe assumerla al mattino.

Il dosaggio delle compresse di melatonina consente oggi di avere a disposizione formulazioni *fast* (a rapido rilascio); è bene ricordare tuttavia che la posologia deve sempre essere decisa da un medico, per evitare effetti indesiderati. È importante evitare l'alcol durante l'assunzione di melatonina.

Gli effetti collaterali di questa sostanza sono rari, ma possono includere vertigini, mal di testa, sonnolenza diurna, perdita di appetito e occasionalmente nausea e sensazione di disorientamento. Assunta a lungo termine, senza parere e controllo medico, la melatonina può indurre variazioni del tono dell'umore.

Altri farmaci nel jet lag

I farmaci utilizzati per ridurre la sensazione spiacevole del jet lag sono fondamentalmente gli induttori di sonno chiamati non benzodiazepinici, come lo zolpidem, lo zopiclone e lo zaleplon. Talora anche benzodiazepine a rapida azione come il triazolam.

Questi farmaci – chiamati impropriamente sonniferi – possono aiutare a dormire durante il volo e per diverse notti dopo l'arrivo a destinazione. Gli effetti collaterali sono rari, ma devono comunque essere descritti: nausea, vomito, amnesia, sonnambulismo, confusione e sonnolenza al mattino. Anche se sembrano aiutare la durata del sonno (per esempio in volo) e la qualità dello stesso, non possono ridurre i sintomi diurni del jet lag. Di solito se ne raccomanda l'uso solo per le persone che non hanno ricevuto aiuto da altri trattamenti.

Ulteriori possibili rimedi

La dieta non ha mostrato una significativa efficacia nel combattere il disturbo da jet lag, anche per le troppe complicazioni di adottare scelte alimentari in viaggio. Si può provare a mangiare cibi ad alto contenuto proteico per rimanere vigili e cibi ricchi di carboidrati quando si vuole dormire.

Se si desidera provare un trattamento alternativo alle medicine, per esempio una integrazione di erboristeria, è indispensabile controllare con il medico di famiglia quali sostanze sono state proposte. Infatti, alcune di queste terapie possono interagire con farmaci già assunti per altre ragioni o causare (da sole o insieme ad altre sostanze farmacologiche) effetti indesiderati difficili da decifrare.

Come prevenire il jet lag?

Va dato per scontato che se il disturbo si associa a un viaggio, sia esso di lavoro o di svago, si tratta di un fenomeno naturale e non di una patologia. Quindi, il suggerimento più semplice è arrivare a destinazione uno o due giorni prima di un incontro importante o di un altro evento che richiede di essere al top della forma, per dare tempo al corpo di regolare l'orologio interno.

Si può poi provare a conseguire un buon riposo prima del viaggio. Partendo già deprivati di sonno il jet lag sarà peggiore. Al contrario, può essere utile programmare un sonno più lungo del solito prima di partire. Se si viaggia verso est, si può provare ad andare a letto un'ora prima ogni notte per un paio di giorni prima della partenza. Al contrario, partendo per l'Occidente si può andare a letto un'ora più tardi.

Se possibile, è bene cercare di alimentarsi seguendo gli orari del luogo di destinazione.

È consigliabile anche bere molta acqua prima, durante e dopo il volo per contrastare gli effetti disidratanti dell'aria asciutta dell'aereo: la disidratazione può peggiorare i sintomi del jet lag. Evitare alcol e caffeina in eccesso perché possono contribuire a disidratare il corpo e a influenzare negativamente il sonno.

Una volta in viaggio, conviene tentare di dormire sull'aereo se si giungerà a destinazione di notte: auricolari, tappi per le orecchie e mascherine per gli occhi aiuteranno a contenere i rumori e la luce. Se, invece, il luogo da raggiungere avrà la luce del giorno sarà bene resistere il più possibile alla tentazione di dormire.

Il "social jet lag"

Un recente studio ha mostrato come un lungo periodo di vacanze, per esempio da Natale a Capodanno e oltre, possa alterare l'orologio biologico e lasciarci con sintomi simili a quelli rilevabili dopo aver viaggiato da un fuso orario diverso. Anche le persone che hanno avuto l'occasione di poter usufruire di una lunga pausa festiva, al rientro corrono il rischio di essere colpiti da un fenomeno chiamato social jet lag.

Questa condizione può determinare difficoltà a svegliarsi, sensazione di spossatezza, sonnolenza diurna, minore capacità di concentrarsi; altri sintomi includono le difficoltà digestive, la perdita di appetito, problemi di memoria, goffaggine, sensazione generale di malessere, mancanza di energia, irritabilità.

Come il jet lag ordinario, il social jet lag può creare problemi sociali e di salute globale. Esso rappresenta una difficoltà per gli adolescenti al rientro dalle vacanze, che avranno un risveglio difficile, problemi nel recarsi a scuola e riduzione di concentrazione.

Durante le feste natalizie, cerchiamo spesso di tirare tardi, cosa che manderà il nostro orologio biologico alla deriva, più avanti nel tempo proprio come capita a coloro che tornano da un viaggio verso ovest.

Ciò significa che, quando si riprenderà a lavorare, il nostro orologio biologico sarà impostato più tardi di quanto vogliamo e faticheremo a svegliarci, alzarci e andare avanti nella mattina. Il rimedio più naturale non è farmacologico, ma si basa sull'utilizzo della luce, anche eventualmente di quella artificiale. Una appropriata dose di luce, che anticipi progressivamente il risveglio di circa una-due ore rispetto a quanto desiderato, somministrata per due o tre giorni, potrebbe essere sufficiente a resincronizzare l'orologio interno e a ridurre i fastidi del social jet lag o il disagio della ripresa delle attività dopo una vacanza in cui abbiamo realizzato un debito di sonno.

Il caso di Camilla e il disk jockey

Camilla è una ragazza di venticinque anni, studentessa di Giurisprudenza (ora laureata con successo), che presentava un disturbo del sonno molto singolare: sveglia per l'intera notte, a letto per dormire dalle 7 del mattino alle 15, assonnata e improduttiva il resto della giornata fino alla ripresa delle attività una volta arrivata la sera.

Tutti i programmi di studio che per tre anni le avevano consentito di sostenere esami universitari con ottimi voti e la stessa lucidità e capacità di concentrarsi, erano andati perdendosi nell'arco di un anno e mezzo, senza che fosse stata identificata una soluzione da parte dei genitori o dei tanti medici consultati.

Cosa era accaduto?

Camilla si era fidanzata con un DJ, a cui voleva molto bene, e per un anno intero aveva condiviso la sua vita; come tutti immaginiamo, il giovane aveva una vita da vero turnista: al lavoro di notte, recupero di giorno. Con la differenza che Camilla aveva intrapreso gli studi di Giurisprudenza, viveva in casa dei genitori e in teoria sperava di poter facilmente occuparsi dei suoi studi pur rinunciando a dormire.

Le cose non erano andate come sperato.

Con l'aggravante che il DJ e Camilla si erano lasciati.

Tutto come prima?

No. Nei sei mesi successivi, Camilla non era più riuscita a riconquistare il proprio ritmo sonno-veglia e si trascinava tutto il giorno tra il letto e i libri, senza riuscire a studiare, tantomeno a sostenere un esame, anche dei più semplici.

Di fatto, pur essendo pienamente consapevole di quale fosse la natura del suo disturbo, non riusciva mai a addormentarsi la sera e si trascinava per tutta la notte in attività del tutto dispersive (televisione, computer, riviste) fino a quando la stanchezza la faceva crollare per alcune ore di sonno nelle prime ore del mattino.

Con i genitori completamente disorientati sui rimedi da adottare.

Non erano infatti serviti ad alcunché i farmaci proposti dai diversi medici consultati, per lo più diverse tipologie di benzodiazepine da assumere la sera, né ogni altra soluzione più naturale (tisane, valeriana).
La visita con una persona fortemente privata del proprio sonno va generalmente condivisa con i parenti del paziente, che spiegano ciò che spesso viene dimenticato o testimoniano alcuni aspetti che il soggetto in questione non avverte come sintomi.
Tutto era molto chiaro. Il provvedimento doveva essere risoluto e tale fu.
Camilla, molto disponibile a essere curata, venne lasciata a casa, con il patto che si sarebbe attenuta scrupolosamente ad alcune regole e "in cambio" non sarebbero stati utilizzati farmaci.
Subito dopo la visita che l'aveva vista costretta a presentarsi in studio alle 11 del mattino (praticamente esausta), avrebbe affrontato la restante parte del giorno sveglia, una notte insonne (cosa che avvenne senza alcuna fatica), quindi altre dodici ore completamente sveglia, senza riposini, continuamente stimolata dai genitori a mantenere lo stato di veglia (questo con molta fatica).
La sera successiva, un'ora dopo la mezzanotte, avrebbe potuto "riavere" il proprio letto e dormire, ma solo fino alle 7 del mattino, momento in cui la madre l'avrebbe svegliata senza alcuna compassione.
Così per almeno sette giorni, fornendo continuamente notizie sullo stato di salute.
Per i primi tre giorni: silenzio.
Il quarto giorno Camilla chiese di poter andare a letto almeno un'ora prima. Il più era fatto.
Le accordai un periodo supplementare di sonno di trenta minuti ogni tre-cinque giorni, per giungere a otto ore e trenta minuti di sonno ogni notte.

Nell'arco di tre settimane, senza alcun farmaco, senza eseguire esami strumentali (tranne una RM all'encefalo all'inizio del percorso di cura), con la sola ma indispensabile collaborazione dei genitori e la forte fiducia di Camilla nel rimedio propostole, il problema era risolto. Dopo un mese, ripresa efficace degli studi e in un anno la laurea.

Il caso di Camilla mostra l'esasperazione di una condizione di grave variazione dei ritmi giorno-notte, in una giovane comunque non obbligata a sostenerla. Cosa che non si può dire di tanti lavoratori che fanno fronte a prestazioni fisse notturne, causa di molti disagi fisici e psichici, come potremo discutere nel capitolo dedicato al rapporto tra sonno e lavoro.

Ma evidenzia anche come un trattamento cognitivo-comportamentale, basato quindi sulla variazione consapevole di alcune abitudini apparentemente non modificabili (o ritenute tali) e sul miglioramento della percezione delle nostre azioni, da solo, possa aiutare o frequentemente risolvere quadri clinici anche complessi.

La sexsomnia

Sesso nel sonno, ma non cosciente: ecco di cosa si tratta.

La sexsomnia è un disturbo del sonno simile al sonnambulismo, in cui un individuo che dorme inizia un'attività sessuale da solo o con un partner. Come abbiamo visto nella classificazione, è considerata una sottocategoria delle parasonnie, che include il parlare nel sonno, il mangiare così come gli atti aggressivi. Solo recentemente è stata considerata una condizione a sé stante di disturbo del sonno.

La sexsomnia comprende una serie di comportamenti sessuali, tra cui (ma non solo):

- Toccare sessualmente un'altra persona.
- Vocalizzazioni sessuali (gemiti) e discorsi sul sesso.
- Masturbazione (con e senza orgasmo).
- Sesso orale.
- Rapporti sessuali (con e senza orgasmo).

Mentre i casi documentati per descrivere più compiutamente questa condizione sono ancora pochi, il giudizio attuale è che in caso di vera e propria sexsomnia, i comportamenti sono involontari, in quanto il soggetto che dorme non è a conoscenza di ciò che accade e spesso non ha memoria di quanto verificatosi quando si confronta in un secondo tempo con altre persone sul proprio comportamento.

In diversi casi i partner raccontano di aver dovuto scuotere con uno schiaffo la persona addormentata per svegliarla; a quel punto, appariva disorientata e confusa. In alcuni casi, il partner segnala che all'inizio delle manifestazioni l'atto sessuale appariva cosciente, ma l'amnesia dell'accaduto e una più attenta osservazione hanno consentito di comprendere come il comportamento sessuale durante il sonno fosse significativamente diverso da quello cosciente.

Episodi di violenza sessuale e sexsomnia

La sexsomnia è sempre più indicata nei casi di violenza sessuale come possibile difesa dell'imputato.
Con così poche conoscenze su questo disturbo, i ricercatori e i medici hanno espresso preoccupazione per le implicazioni legali di un termine che non ha una diagnosi strumentale chiara. Una possibile soluzione è la registrazione video-polisonnografica dei soggetti denunciati, con un attento esame

del comportamento durante il sonno (correlato all'analisi del contemporaneo elettroencefalogramma).
Può apparire preoccupante che un disturbo descritto da così poco tempo possa essere utilizzato, talora illegittimamente, da persone che commettono aggressioni sessuali; eppure, alcuni soggetti sono stati assolti quando tale prova è stata presentata, corredata di inoppugnabili studi scientifici.
Negli USA il problema è avvertito fin dagli anni Ottanta e i tribunali vengono messi al corrente se la sexsomnia sia "molto probabile", "probabile", "poco probabile". La giuria, infine, esprime il verdetto.
Si auspica che la ricerca fornisca presto esaurienti metodi per diagnosticare le persone realmente affette da sexsomnia, garantendo che il disturbo non venga utilizzato come alibi e anche che chi soffre davvero di questo tipo di disturbo abbia un adeguato accesso al trattamento e ai protocolli di prevenzione.

I numeri

Non esistono dati sufficienti per stabilire percentuali definitive sull'incidenza del disturbo. I ricercatori suggeriscono che la sexsomnia sia più comune di quanto appare oggi. I pazienti, infatti, sono solitamente reticenti a parlare dei loro comportamenti sessuali e la maggior parte dei medici non indaga.

Una prudente stima su circa ottocento pazienti ha rilevato che il 7,6% aveva risposto in modo affermativo alla domanda se avessero mai iniziato l'attività sessuale con un partner durante il sonno, ma la maggior parte di loro non ne aveva mai discusso con un medico.

La sexsomnia sembra essere più comune tra gli uomini, anche se sono stati riscontrati anche casi femminili. Il rapporto sembra essere di cinque a uno in favore degli uomini.

Le cause e i fattori scatenanti

Non si è giunti a una chiara definizione delle cause, né dei meccanismi neurofisiologici alla base della sexsomnia.

Molti tra i pazienti diagnosticati hanno anche altri disturbi del sonno, in particolare difficoltà comportamentali in fase REM. Alcuni abusano di sostanze, mentre altri presentano problemi psicologici. I fattori scatenanti (non quindi le cause) più comuni sono le apnee notturne, lo stress, l'abuso di alcol, la privazione di sonno e alcuni antidepressivi.

Sembra quindi più corretto non parlare di un solo "tipo" di sexsomnia e che vi siano più cause per questa condizione.

I sintomi

Dato che le parasonnie come la sexsomnia sono provocate da un risveglio improvviso, definito anche automatico (non cosciente), la mancanza di sonno nei giorni precedenti è un elemento peculiare e forse causale di questi episodi.

Il comportamento sessuale attuato è molto variabile, dall'autoerotismo a veri e completi rapporti sessuali fino a molestie e atti di violenza sessuale. La maggior parte dei casi si risolve prima dell'adolescenza; è possibile tuttavia che continuino in età adulta. Ma la comparsa del disturbo nell'adulto deve indurre a indagare la presenza di fattori psicologici.

La terapia

Si basa per ora solamente sull'uso di clonazepam, un farmaco appartenente alla classe chimica delle benzodiazepine. È un medicinale che risulta essere efficace nella cura di parasonnie non-REM, come la sexsomnia, nel 70% dei casi.

Fortunatamente, la maggior parte dei casi non è pericolosa e il partner comprende e accetta la situazione. Ma la sexsomnia può portare a gravi problemi relazionali e addirittura provocare una separazione della coppia. Ancora peggio, se, come abbiamo visto, può essere indicato come la causa di episodi di molestie sessuali.

Regolare lo stile di vita può aiutare a prevenire queste sfortunate circostanze. Risulta così importante, come per altre condizioni, imparare a gestire la privazione di sonno, lo stress e, allo stesso tempo, scegliere bene con chi condividere il letto.

Alcune considerazioni

Pronunciare la parola "sexsomnia" tra amici suscita quasi sempre sorrisini, date le implicazioni che la cultura cinematografica ha lasciato in molti di noi nell'immaginare atti sessuali nel sonno.

Quella che quindi in un primo momento può apparire una situazione tutt'al più imbarazzante, potrebbe invece rivelarsi un serio problema di relazione di coppia, una possibile causa di aggressioni sessuali, un pericolo di molestie non indifferente.

Diverse testimonianze hanno definito come "cocktail letale" l'insieme di privazione di sonno, stress e alcol.

Dormire in letti diversi potrebbe aiutare una coppia nei primi approcci al problema, ma è necessario ricordare che anche una lunga serie di rimedi non potrà mai sostituire l'aiuto fornito da uno specialista.

Il sonniloquio

Parlare nel sonno (sonniloquio) è una frequente manifestazione dell'attività notturna del cervello che non si addormenta del tutto.

Alcune strutture cerebrali deputate al controllo della parola rimangono infatti libere di muoversi nonostante l'assalto inibitorio sull'attività muscolare operato dal sonno REM. Per questo, in alcuni casi si assiste al fenomeno del parlare nel sonno ad alta voce e formulando anche frasi di senso compiuto.

Colpa dello stress? Non sempre, ma rimane comunque un fattore rilevante.

Chi ne può essere affetto

È un fenomeno molto comune tra i bambini, che non hanno ancora sviluppato il coordinamento tra i centri cerebrali che comandano il linguaggio e i muscoli del volto; ma capita anche agli adulti, specialmente in situazioni di stress particolare o anche per una semplice febbre.

Probabilmente qualcuno vi avrà fatto notare che, almeno una volta, è capitato anche a voi di parlare nel sonno. In realtà, lo facciamo quasi tutti di tanto in tanto, ma solo quando diventa abitudinario si ricorre al termine "sonniloquio", un vero e proprio disturbo del sonno.

Sebbene parlare nel sonno possa essere un segno di eccessivo affaticamento fisico e mentale, normalmente la sua manifestazione non viene considerata una malattia; ciononostante è bene che medico e paziente non sottovalutino l'eventualità che se il fenomeno insorge senza che fosse mai capitato prima – da bambini – possa essere sintomo di alcune patologie neurologiche.

Cosa accade?

Il sonniloquio si manifesta in molti modi: c'è chi blatera parole incomprensibili, mentre altri pronunciano frasi perfettamente chiare e riescono anche a elaborare discorsi coerenti e completi.

Alcuni soggetti parlano spontaneamente, senza necessità di uno stimolo, altri sono spinti a farlo da un'altra persona, di solito il loro interlocutore nel sogno. Spesso la voce dell'"oratore" appare diversa da quella conosciuta, motivo di ancor maggiore spavento per i familiari o i partner che ascoltano dopo essere stati svegliati improvvisamente.

Il contenuto del discorso può essere completamente casuale e talvolta dura solo qualche secondo, non lasciando nemmeno il tempo di capire quanto viene detto. Altre volte, il contenuto corrisponde a esperienze vissute, passate o recenti.

Quasi tutti, pazienti e familiari, si sforzano generalmente di comprendere il significato del fenomeno e il senso dei discorsi: in realtà molto spesso si tratta di parole senza senso o di una ipotetica manifestazione dell'inconscio.

I numeri

Parlare nel sonno è un fenomeno frequente, soprattutto nei bambini e nei maschi adulti. Si ritiene che tra il 50 e l'80% dei bambini e degli adolescenti abbia parlato nel sonno almeno in un'occasione; il comportamento tende a regredire con l'avanzare dell'età.

I sintomi

I pazienti possono parlare in tutte le fasi del sonno anche se è più comune che ciò accada negli stadi più profondi.

Durante il sonno REM, il "sonno paradosso", abbiamo attività cerebrale intensa con sogni vividi. La naturale disconnessione muscolare, tipica del sonno REM e che evita di farci agire i sogni, talvolta non funziona bene e così parliamo nel sonno.

Una seconda modalità si genera nelle prime ore della notte, addirittura in fase di addormentamento, durante i "sogni transitori", quelli che si formano nella fase di transizione veglia-sonno, nella fase non-REM. In quei momenti, a differenza di quanto accade nel sonno REM, l'atonia muscolare non è ancora completa e può capitare di pronunciare alcune frasi durante il sonno.

Le cause e la diagnosi

Durante l'anamnesi di soggetti che lamentano specificatamente sonniloquio, è necessario chiedere al paziente di registrare i discorsi pronunciati: il loro ascolto è di grande aiuto nella diagnosi.

Altro elemento rilevante è la familiarità del disturbo, così come la relazione tra sonniloquio, sonnambulismo, incubi e apnee ostruttive.

Si è anche scoperto che alcuni fattori possono fare aumentare il fenomeno, per esempio i periodi di forte stress, l'ansia e la depressione, l'alcol e le droghe, l'insonnia e la febbre alta. Inoltre, si è anche riscontrato che quando dormiamo in un ambiente nuovo, come una stanza d'albergo, siamo più propensi a parlare nel sonno.

In ogni modo, quando questo fenomeno appare all'improvviso in età adulta può essere sintomo di altre condizioni: è bene, se si rientra in questa categoria, programmare un'immediata visita medica.

La terapia

Normalmente il sonniloquio non è un problema serio e non necessita quasi mai di trattamento, anche se chi ne soffre può sentirsi preoccupato per paura di dire qualcosa di imbarazzante: non stupisce, perciò, che queste persone spesso preferiscano dormire da sole, e questo può essere una difficoltà per la relazione di coppia.

Identificare le cause del disturbo determina la scelta terapeutica, che può essere di natura psicoterapeutica, comportamentale (alimentazione, alcol, contrazione volontaria del sonno) e infine farmacologica.

Se il sonniloquio risulta esasperante per i familiari, si possono provare a adottare alcune strategie comportamentali, nel tentativo di ridurlo:

- Evitare pasti pesanti prima di coricarsi e non alimentarsi in prossimità del sonno.
- Cercare di migliorare la durata del proprio sonno.
- Ridurre per quanto possibile i livelli di stress durante il giorno.
- Evitare l'alcol la sera.

Il caso di Elisabetta: l'importanza di ascoltare

Elisabetta è una giovane donna di trent'anni, giunta in un ambulatorio del sonno per una particolare predisposizione a parlare di notte – sonniloquio – sia seduta sul bordo del letto sia alzandosi e camminando per la casa. Il disturbo era iniziato circa tredici anni prima, senza che i medici consultati ponessero una diagnosi o attuassero una terapia.

Elisabetta ha raccontato la sua storia con grande chiarezza, anche con l'aiuto della sorella minore, che ha assistito a molti episodi. Con cadenza non prevedibile, queste situazioni potevano durare alcuni minuti o anche molto di più, e quasi sempre erano accompagnate da grande sofferenza emotiva della paziente. In molte occasioni, il camminare diveniva infatti un'angosciosa "fuga" da qualcosa, sempre associata a discorsi apparentemente senza senso, urla, richieste di aiuto. Alcune volte, muovendosi più velocemente per la casa, Elisabetta giungeva a svegliarsi.

I familiari, pur relativamente preoccupati, hanno sempre attribuito il disturbo a un semplice sonnambulismo. Solo la sorella minore che dormiva con lei ha avuto cura di prendere mentalmente nota degli episodi. L'unico dato di una certa rilevanza nella sua anamnesi è un incidente d'auto all'età di sedici anni, con trauma cerebrale (poi regredito) e lievi e transitori disturbi della memoria. Una storia, per fortuna, conclusasi allora.
La prima visita non ha consentito di rilevare nulla riguardante problemi organici (neurologici, cardiologici, endocrinologici, metabolici eccetera) ed è terminata con tre richieste:

- Compilare un attento diario del sonno.
- Registrare con un telefonino un video o almeno un audio degli episodi.
- Visita di controllo dopo due settimane.

Durante la seconda visita, l'ascolto della registrazione audio, puntualmente effettuata dalla sorella di Elisabetta, ha immediatamente consentito di giungere a diagnosi.
Durante l'episodio (che a detta della sorella era molto simile a tanti altri), Elisabetta non si lamentava in modo confuso, ma chiedeva esplicitamente aiuto per qualcosa che in quel momento sembrava essere una chiara aggressione. A quel punto, mancando dei dati nella storia clinica, ho ricominciato a porre domande sul passato recente e più remoto di Elisabetta.
In effetti, è emersa una storia dimenticata probabilmente da tutti, ma non da lei, relativa a una aggressione a scopo di rapina subita all'età di diciassette anni nel portone del palazzo in cui abita; il fatto venne vissuto con grande angoscia per la paura di ritorsioni, per le minacce subite, per la grande sensazione di insicurezza che da allora ha catturato la paziente. Per non spaventare ulteriormente i genitori, Elisabetta ha

elaborato da sola il trauma della vicenda, un vero disturbo postraumatico da stress; tranne poi manifestare il suo disagio la notte per così tanti anni.
Una riflessione di alcuni giorni sul tema con l'aiuto del collega psichiatra del nostro centro e le considerazioni sulle verosimili ragioni del proprio vivace sonniloquio (rese più evidenti dall'ascolto della registrazione), insieme a minime quantità di ansiolitico per tre settimane, hanno consentito a Elisabetta di liberarsi dal disturbo e anche di avere il coraggio di fare passi avanti nella sua relazione sentimentale. Oggi è indubbiamente molto più serena.

Questo caso è emblematico su come sia necessario ascoltare non una sola volta, ma in più occasioni, se serve, un paziente con disturbi del sonno, su quanto sia importante sentire le testimonianze dei familiari e su come sia fondamentale convincere gli uni e gli altri dell'utilità di registrare gli episodi. È singolare il fatto che nessun altro specialista consultato prima avesse voluto ascoltare quanto detto durante gli episodi.

Paralisi in sonno

Essere svegli e non potersi muovere. Essere paralizzati durante il sonno non è altro che il meccanismo che impedisce di muoversi durante i sogni, fatto che accade ogni volta che si va a dormire e di cui probabilmente si ha poca conoscenza.

Fin qui tutto bene. Ma cosa succede se ci si sveglia e l'atonia muscolare del sonno REM indugia anche per pochi secondi? Questo è ciò che accade quando viaggiamo nei confini della paralisi in sonno.

È un curioso disturbo del sonno che viene classificato

nel più ampio capitolo delle parasonnie, e le sue cause non sono state ancora pienamente identificate. Tuttavia, il dato fondamentale è che ci si trova di fronte a una indesiderata sovrapposizione della fase REM del sonno (e della sua caratteristica "atonia muscolare") nella fase di risveglio.

Una panoramica

La paralisi in sonno può colpire uomini e donne di qualsiasi età, ma tende a comparire tra quattordici e diciassette anni. È un problema del sonno abbastanza comune e in molti, riflettendo, hanno avuto modo di sperimentare almeno una volta gli effetti di questo disturbo. Si stima che fino al 40% delle persone abbia avuto esperienza di paralisi in sonno, o personalmente o attraverso un parente.

Generalmente non è segno di una patologia seria, anche se talora può rappresentare un sintomo della narcolessia.

È classificata in:

- Paralisi "ipnagogica", se compare durante la fase di addormentamento.
- Paralisi "ipnopompica", se si manifesta al risveglio.
- "Isolata", quando appare senza altri segni di narcolessia.

I sintomi

Una persona colpita da paralisi in sonno è quasi sempre incapace di muovere braccia, gambe, corpo e testa. Si è invece in grado di respirare normalmente e si è pienamente consapevoli di ciò che sta accadendo.

Un episodio può durare secondi o minuti e si conclude di solito autonomamente. Qualche volta, può essere interrotto se qualcuno tocca o parla con il soggetto interessato.

Può verificarsi solo una volta nella vita o in diversi episodi nell'arco di un anno.

Di solito – lo sappiamo anche per memoria di storie ascoltate o trame cinematografiche non sempre rassicuranti – una persona colpita da paralisi in sonno tende a spaventarsi e ad andare in ansia, anche a distanza dalla spontanea risoluzione dell'episodio. In effetti, a parte la possibile concomitanza di immagini allucinatorie e l'ascolto di voci inesistenti, che peggiorano il quadro di paura, chi si trova in questa condizione non è effettivamente in grado di muoversi dopo il risveglio, nonostante gli sforzi messi in atto.

Negli stati di allucinazione (talvolta molto vivida), si può avere la sensazione di ritrovarsi completamente paralizzati mentre esseri malvagi entrano nel letto, ci schiacciano il petto (molto frequente) o infine cercano di tirarci fuori dal letto stesso. A volte si ha solo la sensazione della presenza di figure terrificanti, in piedi accanto al letto, che osservano.

I fattori di rischio

È importante fare un rapido check delle situazioni che possono favorire, se non causare, una paralisi in sonno:

- La narcolessia.
- L'ansia.
- Una condizione di insonnia severa.
- Le apnee notturne.
- La privazione protratta di sonno.
- Il lavoro a turni o il jet lag.
- L'uso di particolari farmaci.
- Un disturbo di salute mentale.
- L'abuso di sostanze.
- Il bipolarismo.
- La sindrome delle gambe senza riposo.

La diagnosi

Nella maggior parte dei casi, la paralisi in sonno non influenza l'efficacia del riposo o la salute in generale. In visita, il medico avrà bisogno di sapere quando la paralisi in sonno è iniziata, se si verifica spesso, se sono presenti sintomi particolari, quanto dura e, infine, come si risolve.

È necessario ricordare che i disturbi del sonno raramente sono isolati: molto spesso si presentano contemporaneamente o associati ad altre situazioni cliniche (per esempio: apnee notturne con insonnia, ansia con paralisi in sonno).

La diagnosi si avvale della polisonnografia con registrazione elettroencefalografica del sonno, per registrare, al momento del risveglio, la persistenza di atonia muscolare, propria della fase REM.

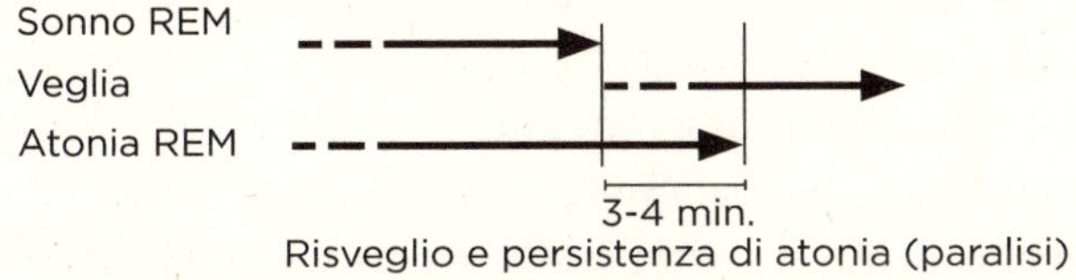

Figura 4. Schema della paralisi in sonno.

Il trattamento

Nel trattamento della paralisi in sonno si pone l'attenzione sulle cause predisponenti. Per prima cosa è necessario spiegare al paziente e ai familiari che non rischia nulla e che questa condizione non è grave. Quindi si aiuta la persona che ne soffre a ottenere circa sei-otto ore di sonno per notte.

Altre volte è necessario ridurre la quota di ansia diurna, anche con blandi ansiolitici, per breve tempo.

Le persone che soffrono di narcolessia hanno spesso

paralisi in sonno: la cura del primo disturbo eliminerà la comparsa del secondo nella maggior parte dei casi.

Il caso di Susanna: la paralisi al risveglio

Alcuni anni fa venni contattato telefonicamente da un collega che non vedevo dall'epoca della laurea. Aveva avuto una figlia molto presto e mi parlò di lei: Susanna si era laureata, era fidanzata e aveva bellissime prospettive, ma soffriva di un disturbo della respirazione nel sonno difficilmente comprensibile, strano, forse delle apnee. Decisi subito di invitarlo a Roma per portare la figlia in visita.

Il racconto di quanto si delineava da mesi fu alquanto concitato. In particolare, a colpirmi fu l'eloquente descrizione di Susanna sui suoi risvegli (sia al mattino dopo il sonno notturno sia il pomeriggio dopo l'abituale riposino), in cui alla presenza di lucidità tipica della veglia si associava la totale impossibilità a muoversi, compreso sollevare le palpebre.

Nel suo racconto si comprendeva anche la grande paura provata quando capiva di non riuscire a muoversi, di essere bloccata ma sveglia, mentre provava invano a urlare e a chiamare i suoi genitori o il suo fidanzato. Le sembrava anche che qualcuno di estraneo fosse entrato nella stanza e che un peso le comprimesse il petto; anzi, come se un muro fosse crollato sul suo petto. A volte le sembrava anche che il corpo si muovesse in diverse direzioni, salvo poi rendersi conto di essere ancora ferma. Susanna, temendo ogni volta di non svegliarsi e, anzi, di rimanere paralizzata in quella anomala condizione, aveva imparato a "comunicare" al fidanzato il suo particolare stato, nell'unico modo possibile: respirando rumorosamente. A quel punto, quando possibile, il ragazzo scuoteva Susanna con energia fino al risveglio, che avveniva nell'arco di alcuni minuti.

La stessa cosa succedeva a casa dei genitori, che non im-

maginando una soluzione rimanevano estremamente preoccupati per via di queste crisi che ritenevano di tipo respiratorio.
In una ragazza di venticinque anni, in ottima salute, con esami di laboratorio e strumentali totalmente negativi, gli episodi avevano invece determinato insicurezza e notevole ansia.

Dal racconto era possibile porre una verosimile diagnosi, e venne eseguita una polisonnografia comprensiva di studio del sonno. L'esame mostrò l'assenza di attività muscolare durante un risveglio per un periodo di quattro minuti circa, al termine del quale Susanna si era svegliata regolarmente, per poi riprendere a dormire. L'episodio si era verificato in posizione supina. Negativo era stato il riscontro di fenomeni respiratori notturni, come apnee nel sonno o movimenti periodici degli arti inferiori (sindrome delle gambe senza riposo).
La diagnosi fu di paralisi in sonno, condizione appunto caratterizzata da atonia muscolare al risveglio, sensazione di peso toracico, una vera incapacità di interagire con il mondo oggettivo, pur trovandosi con la mente al suo interno.

La terapia fu circoscritta alla sola prescrizione di un ansiolitico per affrontare nell'arco di un breve periodo lo stato di ansia determinato dal non conoscere la patologia e dal suggerimento di evitare di dormire in posizione supina; unitamente alla decisione presa con parenti e fidanzato di non "percuotere" più Susanna per farla risvegliare, dal momento che il risveglio sarebbe comunque avvenuto spontaneamente nell'arco di tre-quattro minuti. Il trattamento ha condotto in pochi mesi alla scomparsa dell'ansia, alla riduzione degli stessi episodi di paralisi in sonno, a un felice matrimonio e a una altrettanto lieta gravidanza.

L'esperienza della paralisi in sonno spesso non viene riferita ai medici fino a quando le situazioni diventano totalmente incontrollabili. Questa riluttanza ha probabilmente a che fare con il punto di vista dei pazienti, che non avvertono il fenomeno come una condizione medica.

Come altre forme di parasonnia, la paralisi in sonno è una forma di alterato risveglio (anche se non completo). Il sonnambulismo, da questo punto di vista, è l'opposto della paralisi in sonno. Entrambe le situazioni sono comunque molto curiose e suscitano l'interesse non solo della medicina.

Molte dicerie riempiono i racconti sugli episodi di paralisi in sonno, e c'è abbastanza materia per pensare al sovrannaturale. Spesso, anche se non sempre, la paralisi in sonno provoca allucinazioni, durante le quali è comune vedere streghe, fantasmi, ombre spaventose e voci urlanti, alieni, angeli, fate e anche personaggi dei cartoni animati.

In Messico, quasi tutti gli adolescenti conoscono la frase: «Un cadavere si arrampicò su di me» per descrivere il tipo di incubo proprio di questa condizione. E nella cultura africana, è conosciuto come: «Il diavolo in sella alla tua schiena». Passando all'arte, il pittore Johann Heinrich Füssli ha scelto di rappresentare queste energie irrazionali nel suo famoso dipinto *L'incubo*, dove una donna inondata di luce bianca è stesa su un letto con una scimmia accovacciata sul suo petto.

Disturbi alimentari sonno correlati

La maggior parte delle persone conclude l'assunzione giornaliera di calorie con il pasto serale. Differentemente da loro, circa il 5,7% della popolazione soffre di un disturbo notturno che induce a consumare almeno un quarto delle calorie quotidiane durante la notte.

Nella condizione chiamata *Night Eating Syndrome* – letteralmente “sindrome del mangiare di notte” – il ritmo circadiano del consumo dei pasti è alterato in favore della notte: l’apporto calorico giornaliero è ridotto al minimo e si ha una maggiore assunzione di cibo quando si dovrebbe dormire.

Questo quadro clinico condivide caratteristiche comuni con un’altra disfunzione alimentare notturna: il “disturbo alimentare sonno correlato” (in inglese *Sleep Related Eating Disorder*), in cui i pazienti mangiano, durante episodi di sonnambulismo e in modo incontrollato, alimenti ad alto contenuto calorico e talvolta oggetti non commestibili o tossici. Anche se non è classificata come un vero disturbo alimentare, si tratta di una costellazione di diversi sintomi, caratterizzata dalla più riconoscibile tempistica circadiana della ritardata assunzione di cibo.

Da poco tempo, entrambe queste condizioni sono state inserite nel *Manuale diagnostico e statistico dei disturbi mentali*.

Una panoramica

In entrambe le situazioni si ha un impulso incontrollabile verso l’alimentazione notturna – in genere durante i risvegli – con mancanza di appetito al mattino e umore depresso. Molto spesso, si accompagnano all’insonnia e chi ne soffre può anche arrivare a convincersi che sia necessario mangiare per ricominciare a dormire.

Anche se non così diffusi come il sonnambulismo, questi disturbi alimentari notturni possono verificarsi durante gli episodi di sonnambulismo: i soggetti si alimentano mentre sono addormentati, in piedi o seduti in cucina e si preparano il cibo senza poi ricordarsi di nulla. Una persona può rilevare così un inspiegabile aumento di peso e inconsapevolmente incrementare il rischio di sviluppare diabete o malattie metaboliche.

Quando, invece, si mangia durante la notte con piena consapevolezza di farlo, per poi essere in grado di addormentarsi di nuovo se lo si desidera, viene diagnosticata la *Night Eating Syndrome*, i cui sintomi includono:

- Appetito scarso o assente al momento della prima colazione.
- Mangiare più di notte che durante la cena.
- Assumere più della metà delle calorie giornaliere dopo il pasto serale.
- Frequenti risvegli che inducono ad alimentarsi e poi riaddormentarsi.

Entrambe queste condizioni possono interferire con l'alimentazione di un individuo, e, oltre a provocare un aumento del peso corporeo, possono causare disagio e condurre a depressione.

Chi ne soffre?
Le donne sono più colpite dal disturbo rispetto agli uomini.

Il numero di persone affette da questi disturbi è circa il 5% della popolazione, percentuale che aumenta al 15% nei soggetti che presentano altri disturbi del comportamento alimentare. Tra loro, spesso vi sono soggetti sottoposti a dieta durante il giorno: un forte appetito potrebbe renderli più vulnerabili ai pasti notturni, quando il controllo è attenuato dal sonno.

La diagnosi
Il trattamento inizia con una visita e un attento colloquio sulle abitudini alimentari, un diario dei pasti e del loro contenuto, una valutazione di cause metaboliche predisponenti o comparse di recente.

La parte strumentale richiede una notte di degenza, la cui preparazione deve essere molto accurata. È necessario, infatti, preparare su un tavolino nella stanza quanto desiderato dal punto di vista alimentare dal paziente (biscotti, panino, latte eccetera); durante la notte sarà poi realizzata una polisonnografia completa di registrazione video, per monitorare l'attività cerebrale e verificare con l'elettroencefalogramma se nei momenti in cui il paziente si sveglia per mangiare, si trova effettivamente in fase di veglia o è ancora addormentato.

La terapia

Il trattamento di questi disturbi non dovrebbe essere empirico. I farmaci che inducono il sonno potrebbero per esempio rendere le persone insicure durante il risveglio.

La causa della *Night Eating Syndrome* riconosce basi genetiche e una riduzione della serotonina, che può causare una cattiva regolazione del ritmo circadiano e un basso tono dell'umore. Appare perciò rilevante ridurre la quantità di stress diurno e iniziare un programma di educazione alimentare che curi il senso di sazietà.

La luce e alcuni farmaci possono aiutare a incrementare i livelli di serotonina e di melatonina e quindi a migliorare genericamente il sonno.

In tutti i casi è necessario limitare l'assunzione di alcol e caffeina, in particolare il pomeriggio e la sera.

Disturbi comportamentali in fase REM

Tutti riteniamo che il sonno rappresenti solo un momento di relax, di rigenerazione e di riposo dalle fatiche del giorno. Purtroppo non è sempre così.

Per alcuni, il sonno e in particolare il sogno, sono alla

base di un brusco passaggio dal riposo muscolare a una attività fisica che ripercorre quella del sogno.

Dopo aver letto le prime pagine di questo libro, sappiamo ormai distinguere più agevolmente tra sonno REM e non-REM, identificando nel primo la maggior parte dell'attività onirica.

Allo stesso modo, ricordiamo che "sognare" implica anche un distacco dei nostri muscoli dai comandi del cervello, e che si parla di "atonia" muscolare per quella particolare condizione che non ci fa *agire il sogno*, per tranquillità nostra e di parenti e vicini.

Esistono invece alcune particolari condizioni in cui durante il sogno e specificatamente durante la fase di sonno REM un soggetto si trova, per le ragioni che vedremo, a compiere gli atti che sogna. Talora creando una situazione pericolosa per sé e per gli altri.

Una panoramica

Nel disturbo del comportamento in sonno REM, definito dall'inglese *REM Behaviour Disease*, un individuo agisce fisicamente i sogni, spesso spiacevoli, mettendo in atto comportamenti come:

- Gridare.
- Agitarsi.
- Afferrare persone o cose.
- Scalciare.
- Saltare improvvisamente dal letto.
- Muovere e agitare anche violentemente le braccia e le gambe.
- Colpire il cuscino o il partner di letto.
- Camminare.

Normalmente, in fase REM non ci si dovrebbe muovere. L'insorgenza di RBD è improvvisa e gli episodi possono verificarsi occasionalmente o più volte nel corso della stessa notte. Il disturbo può peggiorare con il tempo. Talvolta può essere associato alla coesistenza di alcune malattie neurologiche come la narcolessia, la demenza a corpi di Lewy, il morbo di Parkinson, l'atrofia multi-sistemica, la sclerosi multipla, le apnee notturne, una severa sindrome delle gambe senza riposo. In alcuni casi può svelare l'esistenza di emorragie cerebrali o neoplasie.

I sintomi

Un RBD non è generalmente causa di insonnia o di eccessiva sonnolenza diurna. I sintomi sono caratterizzati dagli atti compiuti dal paziente durante la notte. Quelli che si possono riconoscere e riscontrare con più facilità sono:

- Movimenti violenti come calci e pugni.
- Ampi gesti apparentemente senza un fine compiuti con le braccia.
- Scendere dal letto in risposta al contenuto onirico, come nel caso in cui il soggetto sogna di essere inseguito o si trovi a difendersi da un attacco.
- Parlare, ridere, gridare, urlare frasi irriverenti e blasfeme.
- Essere in grado di ricordare il sogno se svegliati durante l'episodio.
- Avere un compagno di letto che esprime preoccupazione per comportamenti insoliti durante il sonno.

Le cause

Le precise strutture neuronali coinvolte nella RBD sono tuttora poco conosciute. La maggior parte degli studi si basa su esperimenti condotti su ratti e gatti e su analisi che coinvolgono le zone del cervello in cui si origina il sonno. Tuttavia, i loro ruoli precisi non sono ancora noti.

I fattori associati con lo sviluppo di RBD, che si riscontra con un rapporto maschi/femmine pari a nove a uno, sono:

- Sesso maschile: età superiore a cinquant'anni.
- Sesso femminile: età inferiore a cinquant'anni.
- Giovani adulti e bambini in associazione a narcolessia.
- Uso di antidepressivi.
- Tumori della zona chiamata tronco encefalo.
- Malattie neurodegenerative, come il morbo di Parkinson, l'atrofia multi-sistemica o la demenza a corpi di Lewy.
- Sospensione dell'abuso di alcol.

Recenti evidenze hanno suggerito inoltre l'esistenza di specifici fattori di rischio ambientali, tra cui l'esposizione professionale a pesticidi, precedenti traumi cranici e il fumo di sigaretta.

La diagnosi
Vengono attualmente descritte due forme di RBD: quella *idiopatica* (cioè non dovuta a cause note), nel 60% dei casi, e quella *secondaria*, che rappresenta il restante 40%, in cui si può associare ad alcune patologie neurodegenerative.

Pochi soggetti con RBD hanno una storia di sonnambulismo in età pediatrica o nell'adolescenza; nel 25% circa dei casi di RBD si può assistere a un periodo di venti o più anni, in cui compaiono indizi di malattia come il parlare durante il sonno o movimenti ampi degli arti. Questo disturbo può peggiorare nel tempo, e ciò può suscitare in chi ne è affetto o nei familiari una spiacevole sensazione di preoccupazione. Inoltre, il disturbo tende a essere associato ad altri problemi di salute o del sonno e i sintomi spesso si sovrappongono.

Si dovrebbe chiedere il parere di un medico del sonno nel caso si sospetti di essere affetti da RBD. La storia familiare può fornire dettagli importanti; per esempio eventuali disturbi del sonno in famiglia che possono emergere durante la visita sono di grande aiuto. È importante poi compilare un diario del sonno che servirà anche a monitorare i progressi. Un familiare può non solo aiutare a ricordare alcuni dettagli, ma anche a descrivere al dottore quello che il paziente può non aver notato, rendendo la visita più vantaggiosa.

La terapia

Il RBD tende a rispondere al trattamento con i farmaci. Tuttavia, oltre alla terapia farmacologica sono necessari anche alcuni accorgimenti:

- Spostare lontano dal letto del paziente oggetti come comodini, lampade o altre cose che potrebbero causare lesioni.
- Spostare il letto lontano dalla finestra.
- Mettere un mobile di fronte alla finestra, per impedire che possa venire aperta pericolosamente.
- Curare il mantenimento di un tempo totale di sonno costante e idoneo all'età: la privazione del sonno aumenta la possibilità che si manifesti un RBD.
- Evitare alcuni farmaci, bevande eccitanti e l'alcol: possono causare o aumentare la frequenza di RBD.
- Trattare altri disturbi del sonno.
- Sottoporsi a un regolare monitoraggio di eventuali sintomi neurologici, come il tremore muscolare.

Le opzioni farmacologiche per il trattamento di un RBD vedono principalmente utilizzati:

- La melatonina, che può aiutare a ridurre o eliminare i sintomi e di cui abbiamo già estesamente parlato.
- Il clonazepam (una benzodiazepina spesso usata per trattare l'ansia e nelle situazioni di particolare agitazione nel sonno); è la scelta tradizionale per il trattamento di una condizione di RBD e sembra ridurre efficacemente i sintomi. Può comunque causare effetti collaterali come sonnolenza diurna, diminuzione dell'equilibrio e peggioramento delle apnee ostruttive.

La legge nei casi di sonnambulismo

Sono stati segnalati, nel corso degli anni, molti episodi di violenza apparentemente sonno-correlati, tra cui casi di omicidio, aggressione domestica e violenza sessuale. Abuso di alcol, stati dissociativi, epilessia, RBD e sonnambulismo sono stati per molto tempo etichettati insieme come semplice sonnambulismo. Ora sappiamo, grazie anche all'avvento dell'elettroencefalografia e ai primi laboratori del sonno, che il sonnambulismo è un fenomeno appartenente alla fase di sonno non-REM mentre incubi e RBD si verificano durante il sonno REM e sono distinti a livello comportamentale.
Nel mondo anglosassone, viene spesso richiesto agli specialisti del sonno di rilasciare pareri legali a proposito di comportamenti violenti (verso altri soggetti) che si manifestano nel sonno, che appaiono caratterizzati da attività motoria complessa e insorgono prevalentemente nella fase di sonno lento non-REM (stadi 3 e 4), oppure più raramente nella fase di sonno REM. Questi ultimi, in particolare, possono manifestarsi con comportamenti violenti e traumi anche gravi per

se stessi e per i partner di letto, che arrivano a subire talvolta tentativi di strangolamento.

La letteratura evidenzia un'elevata percentuale di forme miste, in cui il soggetto presenta comportamenti afferenti sia alla fase non-REM sia alla fase REM. Si ritiene oggi che i complessi comportamenti automatici tipici di queste patologie siano estranei alla piena consapevolezza (coscienza) e capacità di esercitare un controllo volontario sugli stessi. Nel caso di comportamenti violenti in corso di RBD, il soggetto si sente nella rappresentazione di un sogno, talora minaccioso, e ha atteggiamenti di significato difensivo, di cui, al risveglio, presenta amnesia completa o incompleta (quando rimangono delle tracce di alcune componenti del sogno).

La giurisprudenza italiana, differentemente da quella anglosassone, non si è occupata specificatamente della responsabilità di soggetti autori di comportamenti violenti in sonno. Sembrerebbe prevalere, tuttavia, una tendenza a considerare i comportamenti violenti in sonno come il prototipo di atti non controllabili dalla volontà e, dunque, non imputabili. Tuttavia, se il soggetto è consapevole del proprio disturbo e manifesta episodi ricorrenti di comportamenti violenti durante il sonno, qualora egli non adotti ogni cautela per impedirne il manifestarsi o per proteggere terzi, potrà rispondere del delitto compiuto in tali circostanze a titolo di dolo eventuale.

L'interesse per questi aspetti è in costante aumento, ed esami come la polisonnografia corredata di video rappresentano oggi un indispensabile strumento per cercare di rendere oggettivo qualcosa che fino a non molti anni fa era confinato nel dubbio e per garantire cure migliori per i pazienti affetti da tali patologie.

10

SONNO E RESPIRO: RUSSAMENTO, SOFFOCAMENTO E APNEE

Tra i disturbi del sonno esiste una patologia poco conosciuta e poco studiata (e per la quale sono state investite finora esigue risorse) che coinvolge tuttavia un gran numero di persone; nella fascia di età che va dai trenta ai sessant'anni ne sono affetti il 24% degli uomini e il 9% delle donne, e in totale si stimano prudentemente almeno due milioni di casi in Italia. Parliamo dei disturbi respiratori che si manifestano nel sonno e in particolare della sindrome delle apnee notturne.

Poche altre patologie determinano una così ampia sequela di infermità come quelle provocate da un inadeguato respiro notturno, le cui principali manifestazioni sono identificate nel russare e nell'insorgenza di apnee durante il sonno.

Si osserva frequentemente nei soggetti sovrappeso o francamente obesi (in oltre il 50% dei casi), ma anche in persone magre e negli atleti. Insomma, se un medico esperto molto spesso riconosce alla semplice osservazione il volto di un paziente che soffre di apnee notturne, l'esatta tipologia del soggetto con questo disturbo non è ancora chiara, a causa del numero veramente scarso di individui diagnosticati sul totale.

Tra coloro che presentano malattie croniche (specialmente di tipo metabolico e cardiovascolare) è presente in percentuali molto significative: nei soggetti affetti da ipertensione arteriosa si rileva nel 30% dei casi, nei diabetici si arriva al 70% e in coloro che hanno bronchite cronica ostruttiva fino al 10%.

Percentuali simili o addirittura maggiori sono presenti, poi, negli anziani.

Come si manifesta il fenomeno

Questa patologia in numerosi Paesi europei e nel Nord America è più studiata ed è considerata da anni una situazione di importante alterazione dello stato di salute, poiché è in grado di determinare molti sintomi e disturbi e di provocare severe conseguenze dal punto di vista cardiovascolare e neurologico (infarto, morte per aritmia cardiaca, ictus). Senza dimenticare i rilevanti danni ai livelli di attenzione e vigilanza, causa di un eccessivo numero di incidenti alla guida e nel mondo del lavoro.

A questo punto è necessaria un'amara constatazione: da oltre vent'anni, in Italia, non si riesce a incrementare il numero di pazienti diagnosticati e quindi curati, che rimane sconsolatamente fermo al 4-5% del totale dei soggetti che ne soffrono.

Nella maggior parte dei casi i pazienti non sanno di avere difficoltà respiratorie mentre dormono. Sono i familiari o i partner di letto ad accorgersi per primi di questa condizione, si preoccupano molto (osservano la persona accanto a loro "soffocare" e poi riprendere faticosamente a respirare centinaia di volte ogni notte) ed è a loro che quasi sempre i pazienti devono un grande riconoscimento: per la valutazione di quanto accade e per lo sforzo psicologico necessario a portare da un medico una persona che non avverte di essere affetta da una patologia.

La sindrome delle apnee notturne ha nel russamento il sintomo più conosciuto, ma si manifesta con interruzioni periodiche del respiro e una sequela di altri sintomi e conseguenze mediche di grande rilievo.

Per comprendere meglio come l'alterato respiro notturno dei russatori possa esercitare un'azione veramente negativa sulla salute, è sufficiente pensare a un conoscente che abbia la sfortuna di russare abitualmente e rumorosamente durante la notte e poi ricordare l'aspetto dei suoi occhi, il suo grado di attenzione e disattenzione, la sua forma fisica. Parlando con chi gli dorme accanto o con i suoi familiari (che spesso si allontanano di una o due stanze per poter a loro volta riposare) ascolteremo storie di sussulti inspiratori notturni, boccheggiamenti, respiri affannati, sensazioni di soffocamento e grande sofferenza nel sonno.

Di tutto ciò, non rimane ricordo nel paziente, per cui non dovremo stupirci del fatto che al mattino persone così agitate di notte si dimostrino quasi infastidite che si parli di loro in questi termini.

Ma qualche volta i progressi tecnologici aiutano: in questo caso, in aiuto dei russatori e dei loro familiari sono comparse applicazioni per gli smartphone che studiano il sonno, registrano rumori, consentono agevolmente di filmare questa angoscia respiratoria. Già in passato, alcuni familiari di pazienti – pochi, a dire il vero – avevano la brillante idea di registrare i rumori prodotti dai loro cari e portare poi in visita le riproduzioni audio del russare o delle pause causate dalle apnee.

Dopo aver ascoltato o più fortunatamente visto le proprie registrazioni e la fatica che ogni notte prova per respirare, finalmente chi soffre di questo tipo di disturbi del sonno accetta di iniziare un percorso diagnostico e si rende conto di avere non tanto un disturbo acustico del respiro notturno (il russare), ma una vera e propria patologia, del tutto simile a un soffocamento che si ripete molte volte durante la notte.

La condizione è poco diagnosticata ed è raramente inserita in progetti di prevenzione della salute; i suoi costi sanitari e sociali sono ormai intollerabili sia in crudi termini di mortalità e comparsa di malattie a essi correlate, sia sotto il più semplice ma allarmante profilo della spesa sanitaria che ne deriva. Una situazione ancora irrisolta.

Classificazione

Russamento e apnee sono fenomeni respiratori di una certa complessità e di diverso tipo.

In primo luogo, quando sono dovuti a una ostruzione si può valutare l'entità della chiusura delle vie aeree e, in ordine crescente di ostruzione, si osserveranno i seguenti fenomeni:

- Russamento semplice senza fenomeni respiratori.
- Russamento con aumentata resistenza delle alte vie respiratorie e microrisvegli non coscienti (UARS).
- Ipopnee (ostruzione del 50% circa del flusso aereo).
- Apnee (ostruzione quasi completa – più del 90% – del flusso aereo).

Se a determinare l'apnea non è una ostruzione, si avranno apnee o ipopnee definite centrali, in quanto a essere alterato è il meccanismo che controlla la respirazione (che si definisce *drive* respiratorio).

Cosa succede nel torace di un paziente con OSAS

Nel caso dei fenomeni ostruttivi – *apnee ostruttive* – il torace e l'addome si muovono con energia nel tentativo di incamerare aria, fino al cosiddetto "sussulto" inspiratorio che sblocca la condizione di ostacolo; nel secondo caso – apnee centrali – torace e addome sono completamente fermi in quanto manca la capacità di riconoscere il "bisogno" di respirare, in altre parole è compromessa la sensibilità alla quantità di ossigeno e all'anidride carbonica nel sangue. Chi è vicino, si accorge solo della pausa (senza rumore) e della ripresa del respiro.

Circa la durata, vengono considerate significative le apnee e le ipopnee che persistono per più di dieci secondi.

Le ipopnee, inoltre, devono accompagnarsi obbligatoriamente a riduzioni, cioè cadute significative dell'ossigeno (chiamate desaturazioni).

Altrettanto importanti sono i fenomeni respiratori definiti RERA's (*Respiratory Event Related Arousals*), associati alla presenza rilevabile all'elettroencefalogramma di un microrisveglio con attivazione elettrica (definito *arousal*) che frammenta il sonno. Ne vedremo tra poco gli effetti parlando dell'approccio strumentale per rilevarle e della sindrome da aumentata resistenza delle alte vie respiratorie (UARS).

Il russamento

Iniziamo dal russamento, che nel caso di ostruzione respiratoria notturna costituisce il primo elemento diagnostico e il primo sintomo a insorgere. Buona parte dei russatori cronici tende ad andare in apnea.

Il russamento è provocato dal passaggio dell'aria attraverso la gola; la vibrazione di alcune strutture anatomiche come il palato molle (quello da cui si forma l'ugola), la parte posteriore della lingua e talora l'epiglottide (la membrana cartilaginea che chiude agli alimenti le vie respiratorie), determina il fastidioso suono che tutti ben conoscono.

Questa vibrazione è favorita a sua volta dall'indebolimento dei muscoli che formano il tratto respiratorio della gola, che non riescono a mantenersi correttamente contratti e a sostenere efficientemente aperta la via respiratoria.

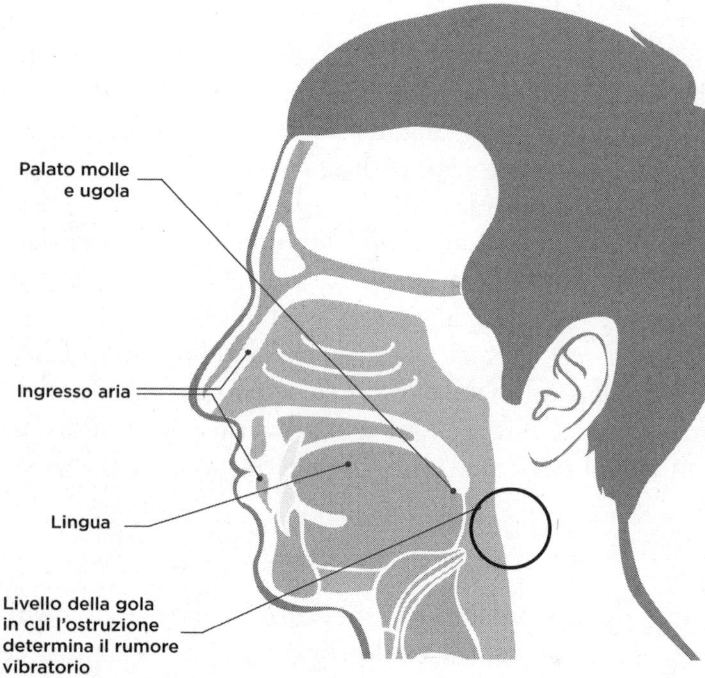

Figura 5. Attraverso l'immagine è facile comprendere dove si genera il rumore di russamento. Questo è prodotto dalla vibrazione dei tessuti molli della gola (palato, ugola, lingua), in risposta all'aumento della velocità del flusso d'aria attraverso lo stretto passaggio delle vie aeree, con un effetto simile a un ondeggiamento dei tessuti.

Ne nasce un rumore intenso, vibratorio, che risuona nelle cavità del naso e della gola (può sembrare, infatti, che si generi nel naso) e che risulta talvolta assordante e notevolmente fastidioso per chi vive con il "colpevole", così da lasciare poco spazio alle trattative. Il russatore è costretto molto spesso a lasciare il proprio letto per allontanarsi il più possibile dal proprio partner, andando a "fare rumore" in salotto o peggio ancora in una cameretta in fondo alla casa, umiliato per fatti che frequentemente neppure avverte, e con l'idea che solo con il suo trasferimento può restituire l'agognato riposo ai familiari.

Moltissimi ritengono che l'ostruzione nasale sia la diretta responsabile del russamento e non pochi si sono sottoposti ad accertamenti e ad apposite procedure chirurgiche a livello del naso nel tentativo di risolvere il problema sonoro notturno.

Il naso svolge indubbiamente un ruolo molto importante nell'ingresso dell'aria nell'organismo ed è indirettamente coinvolto nei meccanismi del russamento e del soffocamento notturno. Un individuo con il naso cronicamente ostruito (per molteplici cause) è costretto a far transitare l'aria che vuole dirigere ai polmoni attraverso un passaggio non adeguato; si trova così nella condizione non più fisiologica di dover aspirare l'aria con maggiore energia e questa situazione può generare una pressione negativa sulle strutture della gola, avvicinandole tra loro e facendole vibrare rumorosamente.

Tipologie di russamento

Russare è sempre espressione di sofferenza respiratoria, anche se nei casi in cui non è possibile dimostrare eventi patologici si tenta di tranquillizzare il paziente definendo il fenomeno come russamento "benigno".

A questa categoria preferisco associare il concetto di fattore tempo: un russamento occasionale può essere sperimentato da ognuno di noi nel corso della vita. Qualora la situazione dovesse durare settimane o più, ci troveremmo di fronte a un disturbo respiratorio durante il sonno.

Quali elementi possono favorire il russamento?

Primo tra tutti l'obesità, in particolare se si associa a deposito di tessuto adiposo a livello del collo. In secondo luogo la rinite infiammatoria; questa riduce lo spazio all'interno del naso e ostacola il passaggio dell'aria che, correndo più velocemente, potrebbe far vibrare il palato creando rumore.

Bere alcol la sera può rilassare i muscoli della gola e provocare russamento, così come alcuni farmaci per l'ansia o il fumo.

Perché si russa?

Per far comprendere ai miei pazienti questo meccanismo di chiusura delle vie aeree provocato dall'ostruzione nasale, mi servo spesso di una breve storia. Faccio loro immaginare di avere molta sete (con il caldo l'esempio riesce sicuramente meglio) e di trovarsi in un bar a chiedere una bevanda dissetante, che viene servita loro con una cannuccia particolare: rigida alle due estremità, morbida e flessibile al centro. Se per la sete decidessero di aspirare con molta energia la sospirata bevanda, questa troverebbe grande difficoltà a salire a causa del cedimento della parte intermedia della cannuccia deformabile. Se invece bevessero più tranquillamente la bibita tanto desiderata, il tratto più cedevole non collasserebbe e l'aspettativa di dissetarsi non verrebbe disattesa. Diversamente dal respiro, in questo caso si può bere dal bicchiere; ma l'esempio funziona, e i pazienti che lo ascoltano apprendono in pochi minuti un fondamentale concetto fisiopatologico, ancor più utile a chi presenta un problema di apnee.

È pericoloso russare?

Sì. E non parliamo dell'effetto del rumore sulla serenità di una coppia, che pure è un elemento di non trascurabile disagio, sia per il russatore sia per il compagno di letto, ma degli effetti sulla salute.

I russatori tendono ad avere un sonno irregolare, la pressione arteriosa più alta e in conclusione un maggiore rischio cardiovascolare, rispetto ai non russatori.

In alcuni soggetti russatori, il problema è associato a quello del reflusso gastro-esofageo: i vapori di acido che risalgono dallo stomaco fino alla gola potrebbero favorire un aumento di densità della saliva e un più facile contatto tra il palato e le pareti della gola.

Infine, i familiari o i compagni di letto del soggetto russatore potrebbero avere seri problemi a mantenere il sonno e soffrire loro di scarsa qualità del riposo notturno.

Il caso di Luisa

Luisa ha sempre russato, anche da bambina. I fratelli e le sorelle con cui viveva la canzonavano; ma una volta cresciuta e poi fidanzata, si è accorta di come gli altri notassero il problema. Per tale ragione non dormiva mai fuori e, anche nei momenti più belli, come Cenerentola lasciava tutto e tutti e tornava a casa, per non provare il disagio di addormentarsi e trovarsi a russare, cosa che la faceva vergognare non poco. Una volta sposata, ha dovuto affrontare il problema di passare la notte con un'altra persona. Ma a creare perplessità non era tanto il rumore del russare, bensì alcuni arresti del respiro inspiegabili e di cui fino ad allora non si era resa conto. La routine del lavoro e la stanchezza di molte giornate hanno fatto poi passare in secondo piano il problema di quelle strane interruzioni del respiro, a causa del disagio provocato dal russare. Il marito, a precisa domanda, ha lamentato che il russare era presente tutte le notti, indipendentemente dal tipo di pasto serale o dalla fatica del giorno; inoltre, proseguiva in tutte le posizioni assunte nel sonno. A quel punto per Luisa è iniziato un serio problema relazionale: non voleva più dividere la stanza con il marito e anche in vacanza tendeva a dormire separatamente da lui e dai figli; e lo stesso con amici e parenti. L'imbarazzo che provava in casa, si manifestava anche in occasione dei viaggi in treno o in aereo, durante i quali non dormiva mai, anche se lunghi o effettuati di notte. Mai addormentarsi in pubblico. Un imperativo. E poi tanto caffè, bevande energetiche, sigarette. Finalmente, in occasione di una visita medica, le è stato proposto un intervento al naso, setto, turbinati eccetera, ma senza alcun successo. Anzi, iniziava a comparire sempre più un sonno agitato, incubi, risvegli improvvisi con l'impressione di non riuscire a respirare, stanchezza al mattino e mal di testa. Luisa non aveva ancora avuto la corretta diagnosi, l'unica che le avrebbe permesso in seguito di iniziare una terapia più efficace: la donna soffriva infatti della sindrome delle apnee notturne.

Cosa fare?

Ovviamente la prima cosa da fare di fronte a un caso di russamento è assicurarsi che non nasconda un fenomeno ben più grave del rumore, rappresentato dalla sindrome delle apnee notturne.

Chi soffre di russamento, infatti, dovrebbe sempre chiedere al proprio medico di riconoscere se questa sgradevole predisposizione ad avere un respiro rumoroso notturno, evidentemente non del tutto efficiente, costituisca non tanto una semplice circostanza occasionale che genera fastidi di tipo acustico, quanto un problema di ordine clinico: è necessario, infatti, approfondirne lo studio per meglio comprenderne la gravità e le possibili conseguenze collegate.

La polisonnografia è in grado di fornire chiare informazioni in merito. Rilevando l'entità e la gravità del russamento, questo esame strumentale permette di verificare se l'anomalia si presenta in tutte le posizioni assunte durante il sonno (o se, per esempio, è prevalente nella posizione supina) e di controllare se si associa a una riduzione della quantità di ossigeno circolante o ad alterazioni del ritmo cardiaco. Inoltre, la polisonnografia aiuta a rilevare se vi sono risvegli non coscienti associati al russare, in grado questi ultimi di causare una inaspettata stanchezza anche in assenza di vere apnee.

In questo particolare caso parliamo della sindrome da aumentata resistenza delle alte vie respiratorie o UARS (*Upper Airways Resistance Syndrome*), che classifica tra i russatori i soggetti che, pur non andando in apnea, subiscono l'effetto di molti risvegli non coscienti e presentano una serie di sintomi (vedi la scheda successiva) che dovrebbe far riflettere i loro familiari e indurli ad accompagnare i propri cari presso un Centro del sonno.

Sintomi della sindrome da aumentata resistenza delle alte vie respiratorie

I più frequenti sintomi della UARS sono molto simili a quelli della sindrome delle apnee notturne e ciò comporta la ne-

cessità di ricorrere alla polisonnografia per distinguere i due disturbi.
I sintomi principali sono:

- Sonno non ristoratore (spesso frammentato).
- Sonnolenza diurna e importante sensazione di stanchezza.
- Aumentato sforzo respiratorio notturno pur in assenza di vere ostruzioni.
- Minima riduzione della quantità di ossigeno nel sangue (non si determinano abbassamenti considerati patologici).
- Cefalea.
- Insonnia.
- Depressione.
- Mani o piedi freddi.
- Problemi digestivi (per esempio, reflusso gastro-esofageo).
- Deficit attentivo e di concentrazione.

Per molti, invece, il disturbo riscontrato è solo la presenza di rumore, molto spesso associata a un vero problema relazionale di coppia o familiare (molti studi confermano che oltre il 50% delle coppie lamenta una seria compromissione della vita coniugale a causa del russamento), che si aggiunge comunque a una inevitabile stanchezza; in questi casi vi è l'indicazione a adottare misure di ordine medico che consentano dapprima di identificare con precisione l'origine anatomica del disturbo e poi di seguire i necessari provvedimenti.
Il primo tra tutti è la riduzione del peso corporeo in chi si trova in condizione di eccedenza ponderale o obesità. Ma, come si sa ormai chiaramente, il russamento non affligge solo i soggetti sovrappeso.

Il secondo provvedimento è quindi l'indicazione a identificare cibi o bevande in grado di peggiorare questa situazione. Il ruolo dei familiari o dei partner di letto è a questo punto molto rilevante, dato che attraverso il loro racconto e il loro ricordo si possono comprendere i margini entro i quali avere positive aspettative dagli effetti di alcune restrizioni alimentari sul russamento.

L'alcol assunto la sera, in tutte le sue forme più piacevoli, andrebbe sospeso per alcune settimane per verificare il vantaggio della sua eliminazione dalla dieta. Lo stesso dicasi per il fumo di sigaretta.

Anche i farmaci (e le sostanze dette "farmacologicamente attive", comprese droghe più o meno leggere) possono interferire con la contrattilità delle strutture della gola. Primi tra questi, i diffusi ansiolitici, gli antistaminici, alcuni antidepressivi e i neurolettici (comunemente definiti "psicofarmaci").

In questi casi si deve sempre promuovere un colloquio tra il medico del Centro del sonno e il curante che ha prescritto queste medicine, per non rischiare di compromettere un piano terapeutico in corso o per meglio dispensare farmaci che potrebbero avere effetti sulla contrattilità del muscoli della gola e sul respiro.

Molti pazienti ricevono consigli dai propri dentisti circa l'utilità di specifici apparecchi ortodontici in grado di migliorare sensibilmente il respiro notturno, con la prospettiva di ridurre il russamento. Questi apparecchi, definiti in termini medici MAD (Dispositivi di avanzamento mandibolare) e simili ai più noti bite, possono in effetti aiutare, in modo talora molto efficace, i soggetti affetti da russamento, UARS e apnee notturne – sempre a patto che i pazienti siano stati prima studiati (per esempio con la polisonnografia e con la *sleep endoscopy*) per quantificare e caratterizzare il loro disturbo e solo successivamente sottoposti alla terapia. Solo in questo modo sarà possibile comprendere se, al di là di un primo e personale immediato sollievo, questi dispositivi orali siano veramente in grado di agire sulla patologia respiratoria notturna e sulle sue conseguenze.

La sleep endoscopy, *endoscopia in sonno delle prime vie aeree*

La *sleep endoscopy* è una tecnica di diagnosi endoscopica entrata da anni nella corretta pratica clinica dei Centri che trattano i disturbi respiratori in sonno.
Si tratta di una registrazione video delle prime vie aeree (naso, faringe, laringe), ottenuta con l'introduzione nel naso di una sottile fibra ottica (collegata a una telecamera e a un registratore), durante un breve sonno indotto da un anestetico. L'esame dura circa quindici-venti minuti, non è invasivo o doloroso, viene eseguito in day hospital o ambulatorialmente e consente di rilevare con precisione le zone che danno origine al russamento e quelle che invece danno ostruzione respiratoria (apnee).
La *sleep endoscopy* permette di osservare anche il modo in cui si russa o si va in apnea: lo studio consente all'esaminatore di comprendere con esattezza quale potrà essere la terapia più appropriata.

La terapia chirugica del russamento

Nel caso in cui gli accorgimenti comportamentali e le prescrizioni mediche non riuscissero ad aiutare un paziente russatore a migliorare in modo efficace la sua qualità della vita, è possibile intraprendere altri percorsi di cura.

Una importante novità terapeutica in tema di trattamento del paziente con forte russamento è oggi la *Barbed*

Snore Surgery, una branca della chirurgia otorinolaringoiatrica di recente sviluppo. È praticata solo da esperti, e si basa sull'uso di un filo di sutura spinato (*barbed*) che aiuta a contenere la flaccidità del palato molle.

Nei pazienti in cui vi sia una indicazione precisa a questo tipo di chirurgia, l'intento è quello di migliorare la scarsa contrattilità di questo tratto del palato responsabile delle vibrazioni e, quindi, del russamento, rispettando tutte le sue funzioni (fonatoria, di deglutizione, respiratoria).

I vantaggi sono determinati dall'assenza di qualsiasi azione demolitiva sui tessuti della gola e la possibilità di personalizzare il trattamento chirurgico in base alle esigenze di ogni paziente.

11

LA SINDROME DELLE APNEE NOTTURNE: UN SERIO PROBLEMA SOCIALE

Le apnee notturne rappresentano una subdola quanto importante patologia, caratterizzata da conseguenze cliniche estremamente gravi e tuttavia poco diagnosticata: oggi, su almeno due milioni di soggetti che si stima ne siano affetti in Italia, ne sono stati diagnosticati meno del 5%.

Fino a non molti anni fa, i pazienti con sindrome delle apnee notturne erano identificati con coloro che avevano qualcosa di simile alla sindrome di Pickwick, dal nome della famosa serie di racconti di Charles Dickens, *Il Circolo Pickwick*, tra i cui personaggi spiccava il cocchiere Joe, un ragazzo goloso, robusto, sonnolento, che respirava male e si addormentava facilmente e di continuo; la sua figura divenne così famosa da dare ancora oggi il nome a una sottocategoria della sindrome delle apnee notturne. Oggi sappiamo che i veri "Pickwickian" sono pochi e hanno una serie di problemi clinici non indifferenti alla respirazione, al cuore e al metabolismo. Eppure la confusione tra i due termine serve a far comprendere quanto tuttora non ci sia sempre chiarezza nei riguardi di una patologia importante come quella della apnee notturne. Troppo spesso il mondo medico nel suo complesso è fermo a idee e concetti del tutto inappropriati ai progressi che la medicina ha compiuto nella direzione di questi disturbi.

OSAS: che cos'è

Oggi sappiamo che fino al 4% della popolazione generale e circa il 10% dei maschi adulti sono affetti da un disturbo del respiro durante il loro sonno che viene chiamato sindrome delle apnee ostruttive in sonno (OSAS da *Obstructive Sleep Apnea Syndrome*). Un numero molto minore presenta un disturbo apnoico senza ostruzione, le apnee definite "centrali".

L'OSAS è una patologia multifattoriale (molteplici situazioni cliniche contribuiscono infatti contemporaneamente a determinarne la comparsa), causata dal temporaneo collasso di alcune strutture anatomiche del naso, del palato molle, della lingua e talvolta dell'epiglottide; questo evento impedisce all'aria di entrare nei polmoni e provoca intermittenti riduzioni della quantità di ossigeno nel sangue.

Non si tratta della situazione che la parola "apnea" evoca in molte persone (dal greco: *a*, alfa privativo + *pneuma*, aria = "senza aria"): non siamo, cioè, di fronte a un'immersione in apnea dopo aver assunto la maggior quantità di aria possibile, ma di una specie di soffocamento che ha luogo al termine di una espirazione, quindi in un momento di particolare vulnerabilità dell'organismo. Dovremmo infatti definire questo disturbo come "sindrome da soffocamento notturno", descrizione del fenomeno che mi è da sempre apparsa più chiara.

Chi è affetto da OSAS non respira per dieci, venti o più secondi (molte volte anche più di un minuto) e conseguentemente la quantità di ossigeno che il sangue riceve passando nei polmoni diminuisce in modo patologico.

Questo profondo disagio viene superato ogni volta (altrimenti si morirebbe alla prima apnea) da un sussulto inspiratorio (con ripresa del respiro) o da un forte colpo di tosse, che consentono il momentaneo ripristino del passaggio di aria.

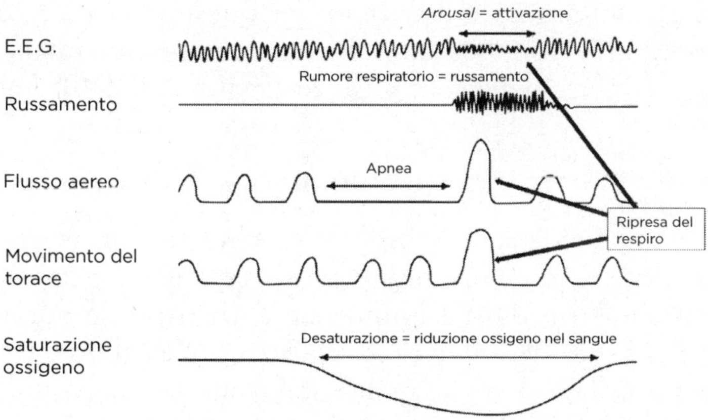

Figura 6. Eventi fondamentali in una apnea ostruttiva nel sonno (OSAS).

Lo sforzo respiratorio è responsabile anche di contemporanei piccoli risvegli non coscienti (microrisvegli) e di altri disagi.

Le interruzioni del respiro (e del sonno) possono essere estremamente numerose (anche centinaia di volte per notte) e rendono infruttuoso e non riposante il sonno, determinando eccessiva sonnolenza diurna.

La base della lingua, l'orofaringe e il palato molle possono essere sedi di ostruzione in paziente con OSAS. La conseguenza è un incremento della pressione negativa endotoracica. Normalmente la pressione del torace durante il respiro è positiva, mentre in inspirazione diviene leggermente negativa. Con lo sbarramento all'aria, tipico della condizione delle apnee, la pressione all'interno del torace diventa fortemente negativa, con un conseguente spostamento di maggiori quantità di sangue venoso al cuore, che lo invia a un polmone quasi fermo. Non è difficile immaginare il disagio per queste strutture così importanti e come da questa situazione prenda inizio la maggior parte delle complicanze cardiache dell'OSAS.

I sintomi

I sintomi fondamentali dell'OSAS sono tre: russamento, sonnolenza e testimonianza di pause respiratorie nel sonno. La sonnolenza diurna è uno dei sintomi più importanti dell'OSAS: determina conseguenze sulla salute e sulla qualità della vita anche molto gravi, come l'impossibilità a compiere lavori che richiedono grande attenzione, la comparsa di una diminuita vigilanza, il rischio di incidenti stradali e sul lavoro. In particolare, come vedremo, gli incidenti automobilistici dovuti all'eccessiva sonnolenza, caratterizzati per lo più da imprevedibili e subdoli colpi di sonno al volante, implicano costi pubblici e privati di enorme entità e sono in genere tra i sinistri più gravi, comportando una mortalità quasi doppia rispetto a quelli dovuti ad altre cause.

L'OSAS, infatti, aumenta il rischio di una collisione di circa sette volte rispetto a quello di un soggetto che non ha un disturbo del sonno, e, come abbiamo accennato, oggi sappiamo che in Italia il 7% degli incidenti è direttamente riconducibile agli effetti diurni di questa patologia. A rientrare nella casistica sono soprattutto gli occupati dei settori in cui la mobilità è parte integrante del lavoro e in cui è richiesta una elevata soglia di attenzione e di vigilanza costante, a partire dai conducenti di mezzi di trasporto (autotreni, bus, navi, locomotive, aerei) per arrivare anche al personale medico e paramedico, ai controllori di volo, a quanti sono preposti al presidio di centrali di controllo o di altre importanti attività.

Queste categorie, tra l'altro, tendono a essere maggiormente colpite dal sovrappeso a causa della maggiore sedentarietà, e ciò si riscontra nei numeri dell'OSAS, più comune negli obesi e negli uomini tra i trenta e i sessant'anni.

Intervistati durante la visita, molti conducenti di autoveicoli ritengono che la loro sonnolenza diurna sia un normale pedaggio da pagare alla stanchezza e spesso attribuiscono questa pericolosa condizione all'irregolare ritmo di lavoro o ai pasti. Nulla di più errato! La sonnolenza diurna è invece dovuta alla perdita di un sonno efficace e ristoratore.

I sintomi che il paziente stesso può riscontrare con facilità e che consentono di identificare una verosimile OSAS nel contesto di una visita medica, sono: russamento, sonnolenza diurna, sensazione di sonno non ristoratore, diminuzione del grado di attenzione e di concentrazione nel lavoro, irritabilità e/o peggioramento del tono dell'umore, modificazioni della libido, defaillance attitudinali eccetera. Più in particolare, però, l'OSAS può manifestarsi in quadri clinici che possono essere sia neurologici che cardiovascolari, talora sovrapposti.

Sintomatologia dell'OSAS

- Russamento rumoroso.
- Senso di soffocamento notturno o respiro ansimante durante il sonno.
- Risvegli notturni ricorrenti.
- Sonnolenza diurna.

- Sensazione di sonno non ristoratore.
- Stanchezza diurna e facile stancabilità.
- Diminuzione del grado di attenzione e di concentrazione (lavoro).
- Microrisvegli (*arousal*) correlati alla sforzo respiratorio.
- Cambiamenti nello stile di vita.
- Cefalea mattutina.
- Irritabilità, peggioramento del tono dell'umore.
- Riduzione della libido.
- Perdita di riflessi o loro notevole riduzione.
- Deterioramento intellettuale – alterazioni della memoria.
- Disordini comportamentali – aggressività.
- Enuresi (urinare inconsapevolmente la notte – prevalente nei bambini).

La sonnolenza e la *fatigue*

La sonnolenza, ovvero la perdita di vigilanza, viene studiata con questionari come la Scala di Epworth (vedi l'Appendice II): un punteggio troppo elevato indica sicuramente un soggetto con un disturbo importante del sonno o un disturbo respiratorio in sonno.

La sonnolenza può essere:

- Lieve, con assopimento in situazioni di relax.
- Moderata, con assopimento in situazioni che richiedono attenzione.
- Severa, con assopimento in situazioni di reale stimolazione.

Non la sonnolenza, ma una stanchezza cronicamente presente e severamente manifesta viene anche definita *fatigue*:

è uno stato quasi costante di debolezza che si sviluppa con l'avanzare dell'età e diminuisce l'energia e le capacità mentali. Genera tempi di reazione alterati, modificazioni della capacità di giudizio e visione. Ha un notevole impatto sul benessere emotivo e psicologico delle persone e, in alcuni casi, è un sintomo di un problema medico di base che richiede un trattamento specifico.

La *fatigue* è differente dalla sonnolenza, anche se è spesso accompagnata da un intenso desiderio di dormire, associato più che altro alla mancanza di motivazione a fare altro.

Può causare difficoltà nell'elaborazione delle informazioni e della memoria a breve termine, diminuzione delle prestazioni di vigilanza, perdita generica o specifica di motivazioni, aumento di malumore e presenza di comportamenti aggressivi. Compaiono infine piccoli colpi di sonno, impercettibili addormentamenti di due-tre secondi estremamente pericolosi: i cosiddetti *microsleeps*.

La *fatigue* e la sonnolenza sono viste spesso come conseguenza di un sonno non ristoratore. Le cause esatte ancora non sono totalmente definite, anche se appare evidente che la riduzione di ossigeno da sola non sia sufficiente a spiegare questo rilevante fenomeno. In passato, sono stati ipotizzati effetti dell'OSAS sul tronco cerebrale, sull'ipotalamo, sul sistema nervoso autonomo e sull'apparato neuroendocrino.

Chi ne soffre?

I pazienti che soffrono di OSAS sono forti russatori, che sviluppano pause del respiro durante il sonno e hanno spesso eccessiva sonnolenza di giorno. Sebbene coscienti di questa condizione e del fastidio che il russare può provocare (per esempio nel partner), sono quasi sempre inconsapevoli dei pericoli connessi a questa patologia.

Gli elementi essenziali (segni fisici e condizioni cliniche) per identificare i soggetti da studiare ed eventualmente trattare riguardo alle apnee notturne sono stati definiti da molto tempo. Negli USA, una organizzazione che si occupa di prevenzione sanitaria nei confronti dei conducenti di mezzi commerciali ha previsto controlli con polisonnografia in coloro che presentano alcuni sintomi o segni di facile identificazione:

- Indice di massa corporea (peso/altezza^2) maggiore di 35 (in altre parole, obesità certificata).
- Circonferenza del collo superiore a 43 cm.
- Ipertensione arteriosa non controllata.
- Russamento.
- Eccessiva sensazione di fatica diurna.
- Testimonianza di apnee notturne.
- Sonnolenza.
- Positività con punteggio maggiore di 10 alla Scala di Epworth.

Questi dati, insieme ai test predittivi per apnee notturne – OSAS, sono molto utili per identificare i soggetti da trattare e sono fondamentali per individuare la popolazione a rischio di malattia e per effettuare studi polisonnografici mirati.

Conseguenze indesiderate dell'OSAS

Una persona affetta da apnee notturne vede frammentarsi il proprio sonno a vantaggio della ripresa respiratoria. In pratica non riposa se non nei momenti in cui respira meglio, e la mattina evidenzia i sintomi legati al mancato riposo. Non solo.

Spesso è presente anche una riduzione dell'attività onirica, qualitativa e quantitativa, e talvolta si verificano incubi. È comunque un sonno altamente disturbato, e, di conseguenza, viene influenzato il benessere psicologico nella vita di veglia, con i sintomi che abbiamo visto.

Il nostro gruppo di studio ha valutato la presenza delle relazioni tra i problemi presenti nei soggetti con apnee notturne e i loro sogni, utilizzando questionari e altri strumenti psicologici volti a misurare tali situazioni. È stata inoltre valutata l'ipotesi di una ricaduta sul sogno del disagio respiratorio notturno, cercando di riconoscere una possibile causa nella riduzione dell'ossigeno che si associa alle apnee o nelle altre conseguenze dell'OSAS. I dati preliminari sembrerebbero confermare un'interferenza delle apnee anche sui sogni e non solo sul sonno.

A livello metabolico, l'OSAS agisce come un vero guastatore: peggiora il controllo glicemico nei soggetti diabetici, contribuisce ad aggravare l'obesità stimolando particolari ormoni in grado di aumentare il senso di fame, provoca la riduzione del senso di sazietà, incrementa la ritenzione di sodio. In altre parole peggiora tutti gli indici di rischio cardiovascolare, cosa che la accomuna a una grave malattia metabolica.

Tutto ciò accade per l'effetto che i continui abbassamenti dei livelli di ossigeno nel sangue e i suoi veloci recuperi hanno a livello dei sistemi di controllo dei processi infiammatori.

Anche gli ormoni risentono di questa situazione: il testosterone si riduce, si accentua la produzione di ormoni dello stress durante la notte e la funzione tiroidea tende a peggiorare.

I principali quadri clinici cardiovascolari:

- Aumento delle dimensioni del cuore.
- Incremento della pressione arteriosa.
- Urinare la notte (nicturia).
- Aritmie cardiache notturne (per esempio la fibrillazione atriale).
- Ipertensione del circolo polmonare (del sangue che dal cuore raggiunge i polmoni).
- Insufficienza cardiaca.
- Aumentata incidenza di infarto miocardico e di morte improvvisa.

I principali quadri clinici neurologici:

- Ansia.
- Depressione.
- Defaillance attitudinali.
- Incidenti stradali.
- TIA (attacco ischemico transitorio cerebrale).
- Ictus.

Sonno, russamento e gravidanza

La gravidanza è un periodo importante e particolare nella vita di una donna; i cambiamenti fisiologici sono rapidi e molteplici e di conseguenza alcune condizioni patologiche non vengono immediatamente percepite come tali da lei o dai suoi familiari, fatto non è privo di conseguenze.

I disturbi del sonno vengono solitamente trascurati nella gestione di una gravidanza; la loro comparsa peggiora o provoca stati depressivi o ansiosi, mette a dura prova la relazione con il partner e con la famiglia e può determinare l'insorgenza di problemi relazionali con il nascituro.

In gravidanza si registra una riduzione delle ore di sonno notturno. La fatica e la sonnolenza durante il giorno e i cambiamenti nel sonno iniziano tra l'undicesima e la dodicesima settimana: in questa fase la media è di circa 7,4 ore di sonno per notte, quasi mezz'ora in più rispetto alla durata abituale, ma ci si sveglia più volte, riposando meno). Con il proseguire della gestazione, i cambiamenti fisiologici interferiscono sempre di più con il sonno: la pressione dell'utero sulla vescica costringe ad alzarsi più volte durante la notte; i movimenti fetali, la sensibilità del seno, il dolore nella zona lombare e i crampi alle gambe rendono più difficoltoso trovare una posizione comoda. Al terzo trimestre le ore di sonno si sono ridotte a 6,9 e l'11% del tempo passato a letto lo si trascorre da sveglie.

Già dalle prime settimane di gravidanza possono insorgere due particolari disturbi del sonno: la sindrome delle gambe senza riposo e il russamento con le apnee ostruttive.

La sindrome delle gambe senza riposo si manifesta generalmente nel terzo trimestre di gravidanza. Si ritiene che fino al 15% delle donne in dolce attesa presenti questo disturbo, con presenza di scatti muscolari, formicolio alle gambe, voglia di muoverle continuamente. Sarebbe utile parlarne con il medico per discutere con lui dei livelli di ferro e acido folico, che potrebbero essere integrati con una terapia o scegliendo utili nutrienti nella dieta. Evitare la caffeina fa bene al sonno e può risultare utile con la sindrome delle gambe senza riposo in corso.

Il russamento in una donna in età fertile è un fenomeno non molto frequente, essendo di solito a prevalenza maschile e interessando solo il 5% della popolazione femminile; ma durante la gravidanza questa percentuale sale al 15-20%.

Perché una donna incinta inizia a russare con maggiore facilità?

Livelli di estrogeni più alti accrescono il flusso di sangue ovunque, anche nella mucosa nasale, inducendone un aumento di volume che porta a un naso periodicamente chiuso.

Dormire con la testa in posizione più elevata del normale può aiutare e uno spray nasale salino non è controindicato. Se queste soluzioni non funzionano, è necessario consultare il medico per altre opzioni.

Oltre a disturbare il sonno, proprio e del partner, il russamento è un sintomo della possibile coesistenza di apnee ostruttive e, secondo alcune ricerche, questa condizione aumenta il rischio di ipertensione arteriosa durante la gestazione, un fattore che può condurre alla temibile gestosi (alti livelli di pressione arteriosa, perdita di proteine nelle urine e alterazione degli indici di funzione renale), con conseguenze pericolose per il bambino.

Sebbene russare riguardi circa il 15% delle donne in gravidanza e tale condizione venga proposta come fattore di rischio potenziale per eventi indesiderati materno-fetali (parto pretermine, ritardo nella crescita fetale e sofferenza del nascituro), risulta sorprendente come una sorveglianza sistematica di questo sintomo o la ricerca programmata e preventiva di apnee notturne sia oggi praticamente inesistente.

I dati, invece, dimostrano che più del 10% delle donne in gravidanza può sviluppare apnee ostruttive.

Sebbene allo stato attuale non vi siano neppure indicazioni specifiche di come effettuare uno screening in donne in stato interessante, dai dati finora disponibili questa ricerca dovrebbe essere sempre effettuata per i suoi potenziali benefici sulla gravidanza.

I test predittivi (Scala di Epworth e STOP BANG) sono stati concepiti per soggetti non in stato interessante. Tuttavia, il questionario STOP BANG ha mostrato differenti capacità predittive a seconda del trimestre di gravidanza in cui è stato somministrato; tale valore aumenta con l'avanzare delle settimane di gestazione.

Anche eseguire la polisonnografia (ed eventuali terapie come la CPAP, di cui parleremo tra poco) in una donna incinta non è semplice.

Per la parte diagnostica, con l'aiuto di alcune esperte figure professionali (ostetriche) abbiamo sviluppato un esame polisonnografico rispettoso dei possibili fastidi e delle aumentate dimensioni dell'addome, in grado di aggiungere il reperto del battito cardiaco fetale ai dati materni.

Ma sono oggi disponibili anche altri sistemi di monitoraggio delle possibili apnee, che inducono a più serene prospettive di tutela della salute della mamma e del nascituro.

OSAS e ipertensione

L'OSAS presenta un'elevata relazione con l'ipertensione arteriosa (oltre il 30% dei soggetti ipertesi soffre di OSAS). Non solo.

Un paziente che presenta un'ipertensione non controllata da tre farmaci, solitamente due farmaci antipertensivi più un diuretico (ipertensione farmaco-resistente), ha una possibilità di essere affetto dall'OSAS pari all'85%. Si tratta di una condizione estremamente frequente negli ambulatori dei medici di medicina generale. E, a dire il vero, poco considerata.

Meno nota la possibilità che un soggetto con l'OSAS evidenzi una maggiore tendenza a trattenere liquidi, per un'azione che potremmo definire legata alla ritenzione di sodio.

Tutti sappiamo come il primo provvedimento che il medico

suggerisce dopo il riscontro di valori pressori elevati sia la dieta a basso contenuto di sale da cucina (sodio cloruro). Ebbene, a dimostrazione della stretta relazione tra liquidi corporei, sodio e ipertensione, l'utilizzo di diuretici in terapia riesce a diminuire il numero di apnee ostruttive.
E anche il trattamento dell'OSAS con CPAP (ne parleremo a proposito delle terapie) determina un significativo miglioramento della pressione arteriosa, con una possibile diminuzione del carico di pillole antipertensive assunte ogni giorno.

Incidenza

L'incidenza delle OSAS in età pediatrica è dell'1-3% dai tre ai sei anni, e riconosce cause multifattoriali.

Per gli adulti il discorso appare più complesso in quanto esistono varie ricerche sull'argomento (quasi sempre americane), che valutano i pazienti che afferiscono ai diversi Centri del sonno. Se i primi dati sull'incidenza della patologia nel soggetto adulto indicavano una percentuale del 4% negli uomini e del 2% nelle donne, studi più recenti indicano valori ben più alti che vanno dal 4,9 all'8,2% nelle donne e dal 10,6 al 15% negli uomini.

Il nodo cruciale risiede nell'identificare un fattore che determini quando un soggetto possa essere definito affetto da OSAS. Si tratta prima di tutto di riconoscere se c'è un'effettiva apnea, e questo si può fare solo sottoponendo il paziente alla diagnosi principe dei disturbi del sonno, la polisonnografia. A questo punto, oltre un certo livello fissato a cinque apnee per ora, i soggetti sono definiti positivi.

I fattori di rischio per l'OSAS

La patologia è multifattoriale, pertanto molti elementi concorrono alla sua comparsa e progressione. Esaminiamo i principali:

Fattori di rischio modificabili:

- Obesità.
- Farmaci (oppiacei, benzodiazepine o altri induttori del sonno).
- Assunzione di alcol.
- Fumo (attivo e passivo).
- Posizione del corpo supina durante il sonno.
- Congestione nasale o ostruzione.

Fattori di rischio non modificabili:

- Genere: uomini più colpiti delle donne.
- Predisposizione genetica.
- Origine etnica.
- Età e invecchiamento (sopra i quarant'anni).
- Menopausa.
- Anatomia cranio-facciale (alterazioni della mandibola; questa condizione, invece, può essere talvolta felicemente ed efficacemente curata con la chirurgia maxillo-facciale).

Senza dubbio il fattore di rischio più importante è l'obesità: sono perciò fondamentali alcuni indicatori come la circonferenza del collo, il rapporto vita-fianchi, la presenza di grasso addominale.

Nei bambini la situazione è leggermente diversa e, oltre all'obesità, gli altri elementi nodali sono: il russamento, la familiarità, l'ipertrofia delle adenoidi e delle tonsille e alcune malformazioni congenite. Altri fattori che contribuiscono alla comparsa di OSAS pediatrica sono rappresentati dall'incoordinazione della muscolatura del faringe e dalla mandibola piccola o arretrata.

La diagnosi di OSAS

Come abbiamo visto, vi sono diverse tipologie di apnea: una prima categoria riguarda quelle ostruttive, che comprendono russamento semplice senza fenomeni respiratori e russamento con aumentata resistenza delle alte vie respiratorie, ipopnee (con ostruzione del 50% circa) e infine apnee (con ostruzione di più del 90%); un secondo gruppo è composto dalle apnee e ipopnee centrali, che riguardano il cosiddetto *drive* respiratorio. Apnee e ipopnee significative hanno una durata maggiore a dieci secondi.

La diagnosi delle condizioni che alterano il sonno di un individuo inizia sempre con l'elaborazione di un'accurata anamnesi medica e psichiatrica, che, come abbiamo visto, deve riguardare ciò che avviene nel corso dell'intera giornata, di notte quanto di giorno: l'impatto del sonno interrotto sull'umore del giorno successivo, la stanchezza, eventuali dolori muscolari, deficit attentivi e ridotta concentrazione possono infatti essere estremamente significativi. Anche in questo caso, poi, sarà utile la compilazione del diario del sonno.

Solo il 4-5% circa della popolazione generale dichiara di avere sonnolenza diurna, mentre, al contrario, una percentuale molto più grande lamenta insonnia o impossibilità di addormentarsi la notte. Tuttavia, più della metà delle persone evidenzia in realtà sintomi di eccessiva sonnolenza, soprattutto una inconsapevole propensione a sonnecchiare.

Una volta esaurite le domande relative al paziente da studiare, che nel caso di sospetta OSAS riguarderanno differenti ambiti, è probabile che il medico vi assegnerà un questionario. Ne esistono infatti molti, di facilissima esecuzione, che possono aiutare concretamente a ipotizzare la presenza di patologia, come i già citati test della Scala di Epworth e STOP BANG, di cui parleremo in appendice.

Dopodiché si passerà probabilmente alla polisonnografia, esame più adatto tra tutte le indagini strumentali per diagnosticare l'OSAS.

OSAS e polisonnografia

La diagnosi di OSAS necessita di una valutazione strumentale notturna; questa si effettua con la polisonnografia, che consente di rilevare quante apnee o ipopnee vengono osservate durante la registrazione di una notte di sonno.

Un numero di fenomeni apnoici totali (apnee, ipopnee e anche RERA's) superiore a quindici episodi per ora di sonno consente di affermare che il soggetto è positivo a OSAS, indipendentemente da altre coesistenti condizioni mediche.

Diversamente, se il paziente presenta russamento, *fatigue*, sonnolenza diurna, apnee chiaramente riferite dai familiari, oppure è affetto da malattie cardiovascolari (ipertensione arteriosa, infarto o fibrillazione atriale per esempio), diabete e patologie neurologiche (compreso l'ictus), questo limite scende a cinque episodi per ora di sonno.

Se l'indice è maggiore di 30 (in assenza di malattie concomitanti) parleremo di OSAS severa; il limite scende a 15 se sono presenti patologie cardiovascolari.

Ma cosa deve osservare un paziente affetto da OSAS nel referto della sua polisonnografia?

Quali sono gli elementi che descrivono sinteticamente il suo stato e che danno la misura di apnee, iponee, RERA's e infine il numero di desaturazioni?
Fondamentalmente tre:

- *Apnea-Hypoapnea Index* – AHI (apnee e iponee per ora).
- *Respiratory Disorder Index* – RDI (apnee, ipopnee e RERA's per ora).
- Desaturazione di ossigeno – ODI (*Oxygen Desaturation Index* – numero di desaturazioni, per ora) per quantificare la gravità del disagio polmonare.

Attraverso la lettura di ODI, AHI ed eventualmente RDI, possiamo già capire da soli se l'OSAS è importante o meno.

Il trattamento dell'OSAS

La terapia della sindrome delle apnee ostruttive si basa sul principio che è necessario ripristinare quanto prima un corretto respiro durante il sonno, evitando che si instaurino le complicanze descritte.

Ogni trattamento viene deciso sulla base di molti fattori. In primo luogo, sarà indispensabile avere dalla polisonnografia precise indicazioni su numero, tipo e durata dei fenomeni apnoici rilevati. Una volta stabilito (in base agli indici AHI, ODI, RDI appena descritti) se un soggetto è affetto da una forma di OSAS di grado lieve, moderato o severo, sarà necessario considerare l'età del paziente, il peso, eventuali modificazioni dell'anatomia delle ossa facciali (grandezza e forma della mandibola, occlusione dentale), l'assetto metabolico. E ancora, andranno accuratamente valutate le eventuali manifestazioni di disturbi del sonno concomitanti (sonnolenza, perdita di memoria) e la possibile coesistenza di patologie internistiche, cardiologiche, pneumologiche o neurologiche associate alle apnee. Infine si dovrà prendere in considerazione la coesistenza di un'insonnia grave e/o di una sindrome delle gambe senza riposo.

L'insieme di questi elementi consente una più raffinata definizione del quadro respiratorio notturno e una più esatta identificazione del trattamento da proporre al paziente.

Una riflessione necessaria

La sindrome delle apnee notturne emerge alla nostra attenzione come una vera malattia cronica, e come tale necessita di trattamenti complessi, al pari dell'ipertensione arteriosa e del diabete: considerazione non ancora assimilata da molti medici e dai pazienti.

Non solo. Spesso l'OSAS si manifesta in associazione ad altri disturbi del sonno o è parte integrante del quadro clinico generale di altre patologie (malattie neurologiche, cardiovascolari, respiratorie, depressione, diabete), e richiede anche approcci differenziati a seconda dell'età e del sesso del paziente. Un caso speciale è quello relativo alla comparsa di apnee in pazienti sottoposti a chemioterapia antiblastica con farmaci neurotossici.

Nonostante l'importanza del riconoscimento precoce della sindrome e del suo trattamento, l'impegno della maggior parte dei Centri del sonno esistenti è incentrato prevalentemente sulla diagnosi piuttosto che sulla gestione globale del disturbo, spesso trascurando la visione multidisciplinare del problema, requisito indispensabile per una corretta terapia.

È necessario, infatti, come avviene per altre malattie croniche, considerare un adeguato periodo di tempo per la diagnosi, le

scelte terapeutiche, i controlli e le eventuali modifiche dello stile di vita.
Le apnee notturne, ma i disturbi del sonno in generale, non possono quindi essere adeguatamente trattati in una sola visita ambulatoriale.
La necessità di una gestione articolata e multidisciplinare delle cure è oggi sempre più pressante: molti casi sono infatti difficili da gestire senza il coinvolgimento di più specialisti e tutto questo per offrire ai pazienti scelte più ampie di trattamento.

È necessario semplificare i trattamenti in quattro fondamentali categorie:

Trattamento medico. Si tratta di instaurare una corretta terapia comportamentale del disturbo del sonno, associata eventualmente a un trattamento farmacologico.
Di fatto si può impostare il trattamento medico con:

- Monitoraggio dei principali parametri di rischio metabolico e cardiovascolare, controllo dell'ipertensione arteriosa, valutazione e trattamento della sindrome metabolica o del diabete.
- Analisi di altre patologie coesistenti (bronchite cronica in primo luogo, patologie neurologiche predisponenti a disturbi respiratori in sonno, pregresso ictus o TIA) e trattamento corretto delle stesse.
- Fisioterapia respiratoria nei casi di bronchiti croniche con o senza deficit della ventilazione notturna.
- Sospensione dell'assunzione di bevande alcoliche e scrupoloso controllo dei farmaci con una potenziale azione depressiva sulla respirazione, come le benzodiazepine, i barbiturici e gli antidepressivi. I pazienti che non riescono a evitare completamente l'assunzione di alcolici

dovrebbero essere ammoniti a evitarli nelle tre-quattro ore precedenti il riposo notturno.

- I pazienti con sindrome delle apnee notturne devono ricordarsi di alimentarsi in modo equilibrato, al fine di ridurre al minimo gli effetti negativi di un pasto serale abbondante sul sonno. Ancora più rilevante è l'eventuale presenza di un disturbo da reflusso gastro-esofageo, non adeguatamente trattato.
- Riduzione del peso corporeo: circa due terzi dei pazienti che soffrono di OSAS sono obesi (superano il 120% del peso ideale). Le varie strategie utilizzate, conservative (diete) o chirurgiche (chirurgia bariatrica), permettono di ridurre il peso tra il 5 e il 50%. La maggior parte dei pazienti che ottiene un valido calo del peso corporeo assiste a un netto miglioramento del quadro ventilatorio notturno, spesso con la scomparsa o comunque con una importante riduzione dell'OSAS.
- Aiuto psicologico e farmacologico per favorire la cessazione del fumo.
- Igiene del sonno: evitare l'assunzione serale di stimolanti quali caffeina e simili; dormire regolarmente un determinato numero di ore (in relazione all'età del paziente) coricandosi non troppo tardi la sera; riposare in un ambiente possibilmente silenzioso; evitare sonnellini diurni a meno che ciò non sia indispensabile per contenere l'ipersonnia diurna.

Terapia posizionale. La terapia posizionale è un approccio al trattamento dell'OSAS lieve e moderata, che mostra una prevalenza in una determinata posizione durante il sonno (OSAS posizionale), facilmente attuabile dai pazienti.

La terapia posizionale è efficace solo nel trattamento

di coloro che hanno un'OSAS posizionale comprovata, che si verifica quando le prime vie aeree si chiudono per spinta della parte posteriore della lingua: questo avviene in genere quando si dorme sulla schiena. La forza di gravità attrae la lingua indietro e ostacola il corretto flusso d'aria, provocando fenomeni apnoici.

Un paziente che evidenzi un numero di apnee in posizione supina elevato, in misura del 50% in più rispetto a quanto osservato in media, è affetto da OSAS posizionale. Il meccanismo fondamentale di questo disturbo è paragonabile al russare e ciò spiega il motivo per cui le condizioni di alcune persone peggiorano progressivamente negli anni, passando dal semplice russare alle apnee gravi. La polisonnografia lo dimostra in modo chiaro e inequivocabile; ma anche i partner di letto sono generalmente in grado di notare le modificazioni del respiro dei soggetti con OSAS quando questi dormono su un fianco o supini.

I soggetti con OSAS lieve possono russare o svegliarsi bruscamente quando dormono sulla schiena, ma riescono comunque a ottenere una notte di sonno ininterrotto se riposando stando sempre stesi su un fianco. È facile, dunque, in queste situazioni suggerire il mantenimento per tutta la notte di una posizione laterale; dovrà poi essere confermata la validità di tale decisione effettuando una polisonnografia di controllo.

Esistono diversi sistemi per dormire di fianco, in genere empirici (come l'espediente delle palline da tennis inserite in un marsupio posizionato sul dorso) e talora efficaci. Recentemente, sono state poste in commercio alcune fasce con appositi "ostacoli" che inibiscono il raggiungimento della posizione supina. Lo standard medico a basso costo utilizzato per raggiungere questo scopo è una cintura simile a un paraurti, realizzata in una gomma elastica, che avvolge il busto e le spalle. Tasche gonfiabili sono fissate sul retro della cintura (posizionata sul dorso del paziente) e in taluni modelli anche anteriormente. I paraurti sporgono di diversi centimetri rendendo praticamente impossibile dormire sulla schiena o proni. L'efficacia del sistema è innegabile.

Le metodiche empiriche non permettono comunque una verifica del trattamento, e non è sempre possibile effettuare altre polisonnografie.

Un recente sistema per la terapia posizionale è un dispositivo interattivo che utilizza una vibrazione con frequenza e intensità variabili per scoraggiare il sonno in posizione supina. L'apparecchio (di fatto una piccola fascia da posizionare intorno al collo con un sensore a livello delle vertebre cervicali) è dotato di un dispositivo di controllo per la posizione ed è completo di un microfono per la misurazione del rumore respiratorio.

Da anni esiste una fascia addominale munita di sensore elettrico per la posizione corporea che permette di condizionare favorevolmente la postura del paziente durante la notte, registrando anche alcuni fenomeni legati al respiro notturno; l'unica difficoltà è la reperibilità in Italia.

La terapia posizionale va oltre il semplice dormire su un lato. Per esempio, elevare il capo può limitare l'insorgenza o gli effetti delle apnee ostruttive e del reflusso gastroesofageo.

Questo tipo di trattamento è estremamente conveniente, è facile abituarcisi, non è invasivo e di solito non dovrebbe creare disagio, fornendo ottimi risultati rispetto a terapie più invasive o costose.

La condizione, ovviamente, è che la diagnosi di OSAS posizionale sia comprovata e che sia stata verificata la validità del provvedimento terapeutico adottato.

Trattamento protesico-ortodontico. Esiste anche la possibilità di intervenire sulle apnee utilizzando un approccio che coinvolge i dentisti, in particolare gli ortodontisti, specializzati nella cura dell'allineamento dei denti con apparecchi da posizionare all'interno della bocca, in genere il meno invasivi possibile.

Questa terapia si avvale del concetto che, avanzando di alcuni millimetri la mandibola con uno di questi dispositivi (detti MAD), si possa aumentare lo spazio retrolinguale a disposizione dell'aria, aprendo le prime vie aeree che si trovano a livello del palato molle e della base della lingua. Gli apparecchi MAD, che agiscono perciò sia a livello della regione retrolinguale sia di quella retropalatale, tendono le pareti del faringe e impediscono alla mandibola di provocare l'occlusione parziale o totale del flusso respiratorio. Attualmente sono confortevoli, meno ingombranti e più tollerati di quelli prodotti in passato.

La terapia con MAD rappresenta oggi una delle principali metodiche per il trattamento dell'OSAS e ha ottenuto un vasto sviluppo nel corso degli ultimi anni, dimostrando una buona efficacia da sola o in associazione ad altri trattamenti. Malgrado l'efficacia della terapia ventilatoria, di cui ora parleremo, sia maggiore e sostanzialmente risolutiva nel ridurre l'ostruzione respiratoria, così come gli indici di apnea e desaturazione, i MAD sono normalmente meglio tollerati dal paziente. Di conseguenza, vengono raccomandati, anche a livello internazionale, per un numero di casi più esteso rispetto al passato.

La terapia con MAD si avvale di un accertamento: una radiografia laterale della testa chiamata anche *telecranio*, che consente allo specialista maxillo-facciale di definire le diverse misure anatomiche che si correlano allo spazio che l'aria dovrà attraversare nell'atto respiratorio.

Una *sleep endoscopy*, una seconda e più completa modalità di indagine, è divenuta oggi un passaggio fondamentale, in quanto permette di identificare la sede dell'ostruzione durante il sonno (condizione preferibile rispetto agli studi in veglia) e di programmare una cura dell'OSAS sicuramente più aderente alle necessità del singolo individuo.

Trattamento ventilatorio. Una volta ottenuto il referto della polisonnografia e appurata un'OSAS severa, oppure moderata ma associata a una patologia cardiaca, neurologica o respiratoria, non v'è alcun dubbio che si renda necessario e urgente far respirare bene questo soggetto durante la notte.

Il trattamento ventilatorio è senza dubbio la terapia di scelta per la cura dell'OSAS. La procedura consiste nel mandare sulle prime vie aeree una corrente di aria a una pressione lievemente superiore a quella ambientale, attraverso una mascherina che si applica sul volto (nasale o naso-bocca) per tutta la notte, e che rimane collegata all'apparecchio con un tubo flessibile. La pressione positiva esercitata dalla macchina mantiene aperte le vie aeree eliminando le apnee e le ipopnee. Alcuni apparecchi differenziano la pressione dell'aria immessa in sintonia con le fasi del respiro: sarà maggiore durante l'inspirazione, minore durante l'espirazione, per non opporre eccessiva resistenza durante gli atti del respiro.

La ventiloterapia ha la funzione di ripristinare corretti livelli di ossigeno nel sangue e di ridurre l'anidride carbonica che, invece, aumenta durante le apnee, sostenendo tra l'altro il lavoro dei muscoli respiratori.

Il tipo di trattamento dipende dalla severità del quadro clinico e dall'eventuale presenza di altre patologie.

Dopo che si sarà raggiunta una discreta confidenza con l'apparecchio di ventiloterapia (circa quattro-sei settimane dopo l'inizio del trattamento) si procederà con la "titolazione", la procedura con cui si valuta ed eventualmente si corregge il trattamento ventilatorio; questa si attua preparando il paziente a un apposito esame polisonnografico effettuato durante lo svolgimento della ventiloterapia, a livello ambulatoriale o in degenza a seconda delle situazioni cliniche e indicazioni del soggetto interessato.

La CPAP

La CPAP (da *Continuous Positive Airway Pressure*) è usata da circa trent'anni per il trattamento dell'OSAS: è la terapia ventilatoria che meglio riproduce l'attività respiratoria spontanea, non è invasiva e consiste nella insufflazione di aria a bassa pressione attraverso le narici con una maschera che copre il naso oppure il naso e la bocca insieme.

Tra i più evidenti effetti positivi, riscontrabili sin dalla prima notte di trattamento dal paziente stesso o dai suoi familiari, vi sono la scomparsa del russamento, l'innalzamento della quantità di ossigeno nel sangue, la stabilizzazione della frequenza cardiaca e la scomparsa o la netta riduzione della frammentazione del sonno. La maggior parte dei pazienti che inizia il trattamento, lo prosegue senza difficoltà.

Tuttavia, una parte di essi, non si adatta, trova difficoltà tecniche e qualche volta abbandona la terapia per varie ragioni, tra cui la claustrofobia, la paura di vedere limitati i propri movimenti, talora l'imbarazzo nei confronti del coniuge o crisi di ansia. In altri casi, la mancata aderenza al trattamento è dovuta a problemi tecnici come perdita di aria dai bordi della maschera o piccoli decubiti nasali; eventuali perdite di aria vanno ricercate e ridotte al minimo durante le visite di controllo, cui il paziente si deve attenere con scrupolo.

Uno dei principali aspetti del controllo iniziale nei pazienti a cui viene prescritto un trattamento con CPAP riguarda la scelta della maschera, che deve essere effettuata dopo un'attenta valutazione del viso (morfologia del naso e delle labbra, distanze fra di essi).

La BiPAP

Una diversa modalità per ventilare un paziente è la BiPAP (*Bi-level Positive Airway Pressure*), prescritta quando si vuole (o risulta indispensabile) utilizzare due differenti livelli di pressione positiva. Nella terapia della sindrome delle apnee notturne si ricorre a questa tecnica qualora siano presenti patologie che riducano la tolleranza alla CPAP, come la bronchite cronica, l'obesità severa o lo scompenso cardiaco non grave.

Principali difficoltà con il trattamento ventilatorio

La maschera lascia segni sul viso	48%
L'arco nasale non si adatta	33%
La congestione nasale rende difficile il trattamento	26%
Secchezza delle mucose senza umidificatore	22%
Secchezza degli occhi	16%
Rumore della macchina	15%

Cosa determina il successo terapeutico con CPAP - BiPAP in un paziente che soffre di OSAS?

Per rispondere a questa domanda dobbiamo fare riferimento ai dati internazionali. Questi ci dicono che dal 5 al

50% dei pazienti affetti da OSAS rifiuta a priori l'opzione di trattamento ventilatorio con CPAP o ne interrompe l'uso entro la prima settimana, sia per una complessa serie di ragioni pratiche (dovute all'imperfetto uso della maschera), sia per una delegittimazione della terapia, derivante da una scarsa o impropria conoscenza del problema. Non è infrequente che pazienti giovani provino vergogna a indossare la mascherina durante il sonno; spesso, inoltre, una frettolosa prescrizione non è accompagnata da un adeguato monitoraggio delle eventuali difficoltà che il soggetto può incontrare.

Spendo molto tempo durante le visite a incoraggiare i pazienti all'uso di questi dispositivi, definendoli talvolta dei veri "salvavita".

La ventiloterapia, come detto, è in grado di migliorare tutte le complicazioni dell'OSAS, da quelle metaboliche a quelle cardiovascolari (per esempio diminuisce significativamente il numero di ictus e riduce la pressione arteriosa) e neurologiche (come la netta riduzione o la vera e propria scomparsa della sonnolenza diurna), oltre che di ripristinare adeguati livelli di vigilanza durante il giorno.

Ai miei pazienti ricordo anche che terminata la giornata e la routine della vita di coppia, prima o poi si dormirà: a quel punto e solo allora si dovrà indossare la mascherina nasale e accendere l'interruttore.

Le aziende produttrici di "mascherine" per la ventilazione hanno elaborato ormai prodotti molto confortevoli che limitano l'imbarazzo o il fastidio. Tuttavia, è sempre molto importante aiutare il paziente in questa fase del trattamento.

Infatti anche tra coloro che eseguono scrupolosamente la cura, si prevede che, dopo tre anni, il 12-25% avrà interrotto l'uso di CPAP o BiPAP per stanchezza, per la convinzione che il raggiunto benessere sia ormai definitivo, per viaggi di lavoro sempre più frequenti, raramente anche per i costi (i sistemi di ventilazione sono erogati dal Servizio sanitario nazionale su presentazione di opportuna documentazione).

Una buona adesione alla terapia ha scientificamente dimostrato di produrre significativi effetti sulla sopravvivenza dei pazienti: non dimentichiamo che quando prescriviamo una terapia ventilatoria lo facciamo in base a questa valutazione, non per diminuire il rumore da russamento. Quando l'aderenza è superiore a quattro ore di corretto uso notturno del dispositivo per il 70% delle notti in un mese possiamo dire di aver raggiunto un buon risultato con il paziente.

La ventilazione servo-adattativa – ASV

Un'altra tipologia è la ventilazione servo-adattativa (ASV, da *Adaptive Servo-Ventilation*), che monitorizza la respirazione durante il sonno. Il sistema computerizzato memorizza il ritmo della respirazione, e quello pressurizzato lo regola per prevenire episodi di apnea.

Si utilizza, in particolare, nel quadro clinico definito Respiro di Cheyne-Stokes, con l'accortezza di seguire le più recenti indicazioni al suo utilizzo nei soggetti con insufficienza cardiaca.

Il respiro periodico di Cheyne-Stokes

Il respiro di Cheyne-Stokes è una forma patologica del respiro durante il sonno caratterizzata dall'alternanza ciclica di periodi di apnea, interruzione del respiro e iperpnea, cioè

un aumento del volume d'aria introdotto nei polmoni a ogni respiro (respiro in crescendo-decrescendo).
A intervalli regolari, da quarantacinque secondi a tre minuti circa, la respirazione diventa più profonda e poi progressivamente decresce fino a scomparire. In questo caso l'apnea (che, tra l'altro, è "silenziosa") è di tipo centrale, dato che non dipende dall'ostruzione delle vie respiratorie ma dal mancato impulso nervoso del centro respiratorio presente nel cervello (a livello bulbare).
Le principali cause sono di tipo neurologico, farmacologico, da assunzione di oppiacei; talvolta si presenta in caso di elevata altitudine o si manifesta in associazione con alcune disfunzioni cardiache.
In quest'ultimo caso, recentissime pubblicazioni hanno definito precisi limiti all'azione della terapia con ventilazione servo-adattiva.

Terapia chirurgica delle apnee notturne: la roncochirurgia

In questo scenario si inseriscono gli interventi chirurgici per l'OSAS, complementari a quelli per il russamento semplice dei quali abbiamo già parlato; a volte sono necessari anche, se non altro, per facilitare al paziente l'uso della CPAP (attraverso operazioni alle cavità nasali).

Cosa fa il chirurgo per la cura delle apnee notturne?

In primo luogo ha il compito di studiare l'anatomia del paziente, valutare se i distretti del naso, il palato, la lingua, le tonsille e l'epiglottide sono anatomicamente normali o se presentano condizioni in grado, da sole, di avviare e mantenere il processo apnoico. In secondo luogo, il chirurgo verifica, mediante la metodica già descritta della *sleep endoscopy*, la sede e il livello di ostruzione delle vie aeree superiori, cercando di spiegare in modo esaustivo dove si genera l'ostruzione anatomica responsabile della patologia.

Finalmente, può proporre al paziente una soluzione differente da quella medica per la cura delle apnee notturne e del russamento.

Naturalmente, il chirurgo si muove nell'ambito di una équipe multidisciplinare indispensabile per un corretto inquadramento del paziente e per la programmazione e attuazione di un intervento chirurgico, così come per la comprensione dei soggetti che non vanno assolutamente operati.

La chirurgia dell'OSAS è molto diversa a seconda dell'età del soggetto.

Nei bambini, rappresenta il trattamento di scelta per l'OSAS pediatrica, causata prevalentemente da ostruzione tonsillare o adenoidale. Pertanto, la tonsillectomia, supportata da una diagnosi polisonnografica di esistenza di OSAS, è di per sé risolutiva.

Diverso il ruolo della chirurgia nell'OSAS dell'adulto, che riconosce tra le sue cause molti fattori, talvolta tutt'altro che anatomici.

Gli interventi otorinolaringoiatrici per il russamento e le apnee di solito interessano naso, gola (faringe e palato molle con l'ugola), base della lingua ed epiglottide (oltre a un ossicino del collo chiamato osso ioide). Le operazioni più profonde (per esempio alla base della lingua) sono effettuate esclusivamente in centri che dispongono di una chirurgia robotica.

Un diverso approccio chirurgico è quello offerto dalla chirurgia maxillo-facciale, che consente di trattare tutte le malformazioni della mascella e/o della mandibola con interessanti procedure, spesso risolutive del problema.

Tecniche chirurgiche emergenti per la cura dell'OSAS

L'OSAS dell'adulto, nella maggioranza dei casi, sembra essere il risultato di un complesso ridotto tono muscolare della gola durante il sonno. Pertanto, ricerche più recenti si sono concentrate sullo studio di questa condizione di collasso muscolare durante il sonno.
Una terapia che potremmo definire di avanguardia, ma ancora sperimentale (per diverse cause, a partire dagli altissimi costi dei materiali fino alla limitata disponibilità dei pazienti all'impianto di un dispositivo) consiste nella stimolazione del muscolo che normalmente fa avanzare la lingua durante l'inspirazione: il genioglosso. Allo scopo, è stato sviluppato un sistema somigliante a un pacemaker cardiaco, che raggiunge l'obiettivo di una costante apertura del faringe durante l'inspirazione nel sonno; ciò avviene mediante la stimolazione del nervo che controlla la lingua (ipoglosso), grazie a un sensore degli atti del respiro e a una batteria posizionati sotto la pelle del torace.
Gli effetti sono molto validi: il dispositivo si accende la sera, al momento di dormire, e si spegne al mattino per tornare alla normale funzione delle vie aeree superiori durante la veglia. Gli studi su questo innovativo dispositivo consentono peraltro di ribadire come in molti casi le apnee insorgano per una sorta di "sfasamento" tra il comando di avvio dell'inspirazione e l'apertura dei muscoli della gola, che dovrebbe essere simultanea ma che tuttavia alcune volte inizia con una frazione di tempo di ritardo in grado, di provocare l'ostruzione alla base delle apnee.

Il successo di un intervento chirurgico per l'OSAS dipende dall'accurata identificazione della patologia mediante polisonnografia e dallo studio dettagliato del sito di ostruzione. La metodologia include esami clinici come l'endoscopia delle prime vie aeree in veglia e accertamenti strumentali come la cefalometria laterale, la *sleep endoscopy*, la TAC e la risonanza magnetica. Tutti i pazienti sottoposti a intervento chirurgico per il trattamento dell'OSAS dovrebbero poi effettuare una polisonnografia di controllo.

Il motivo principale per cui la chirurgia dell'OSAS non è diventata una terapia standard per il trattamento di questa patologia è stata la mancanza, per molto tempo, di studi a lungo termine che mostrassero come la correzione chirurgica potesse essere efficace oltre i cinque anni e, dato ancora più rilevante, quanto incidesse realmente sulla sopravvivenza dei pazienti, se paragonata alla terapia ventilatoria.

La chirurgia non dovrebbe per questo essere inquadrata come un ultimo tentativo terapeutico nel trattamento di pazienti con OSAS. L'approccio chirurgico può essere un trattamento di scelta per pazienti con OSAS lieve, se la terapia medica è rifiutata e se sono clinicamente stabili per sottoporsi alla procedura. Può inoltre essere associato ad altre terapie, come la terapia posizionale e il MAD, al fine di ottimizzare i risultati.

La chirurgia dell'OSAS deve essere eseguita da uno specialista otorinolaringoiatra esperto della materia o da un chirurgo maxillo-facciale nei casi descritti.

Un elenco completo delle possibili procedure chirurgiche per l'OSAS non è attinente al tema di questa trattazione. Ritengo, tuttavia, alla luce della confusione che regna a proposito del trattamento chirurgico di questa patologia, che i pazienti abbiano oggi il diritto, oltre che la necessità, di potersi orientare più agevolmente, grazie a una più diffusa descrizione dei trattamenti chirurgici ritenuti attualmente più validi secondo il coordinamento delle società scientifiche del settore.

L'Italia è comunque uno dei pochi Paesi in cui i protocolli di trattamento chirurgico dell'OSAS hanno raggiunto livelli di sicurezza e affidabilità invidiabili e molti centri sono altamente qualificati e conosciuti in tutto il mondo.

Cenni sull'OSAS pediatrica

Come abbiamo visto, il sonno è indispensabile al corretto accrescimento psico-fisico del bambino e dell'adolescente. È facile comprendere quindi l'importanza di una completa visita pediatrica nel caso il piccolo manifesti russamento e apnee nel sonno; tale controllo coinvolgerà naturalmente i genitori, osservatori privilegiati dei fenomeni respiratori nel sonno dei loro figli. Vanno inoltre considerati i comportamenti che i bambini mostrano di giorno, a scuola o nelle attività ricreative, perché la mancanza di sonno o l'esistenza di un riposo non adeguato vi si riflettono ampiamente.

Nella maggior parte dei bambini l'OSAS è sostenuta da un'ipertrofia tonsillare o delle adenoidi, ma anche una lunga serie di patologie neuromuscolari e alterazioni anatomiche severe possono causare l'OSAS e complicare la prognosi. Questo vale in qualsiasi fase del loro sviluppo.

Frequenza

Il 2% dei bambini è affetto da OSAS: la metà rispetto a quelli che russano.

L'incidenza si distribuisce prevalentemente su due livelli: il primo in corrispondenza del periodo di massima iperplasia del tessuto linfatico, tra i due e i cinque anni; il secondo riguarda la fase di crescita e poi l'adolescenza stessa (tra i dieci e i quattordici anni).

Come si manifesta l'OSAS nei bambini: particolarità dei sintomi

L'OSAS non si presenta nello stesso modo in tutti i pazienti pediatrici. Oggi troviamo facilmente bambini e bambine di dodici anni più alti dei genitori o adolescenti già formati fisicamente come adulti, e in loro il disturbo si manifesta molto spesso con le medesime caratteristiche dei grandi (russamento, pause respiratorie, risvegli notturni e sonnolenza diurna). Tuttavia spesso i pazienti più piccoli presentano sintomi del tutto particolari e diversi, a cui è necessario prestare la massima attenzione.

Questi ultimi riguardano: difficoltà nell'addormentamento, respirazione rumorosa durante la notte fino al russamento, agitazione notturna con assunzione di posizioni anomale che servono a contrastare l'ostruzione delle vie aeree, enuresi (urinare nel letto) e sudorazione notturna.

A differenza di quanto si verifica nell'adolescente e nell'adulto, durante il giorno i bambini sono per lo più iperattivi, irritabili, inappetenti, presentano spesso rallentamento della crescita, problemi di comportamento e scarso rendimento scolastico per ridotta capacità nel mantenere costante l'attenzione. Se studiati, evidenziano una riduzione delle capacità riflessive e del quoziente intellettivo. Non è raro visitare un bambino che manifesta respiro prevalentemente orale, salivazione accentuata, e poi pigrizia, svogliatezza, sonnolenza.

Anche alcune sequele psichiche associate all'OSAS sono dipendenti dall'età: nel bambino il disturbo si accompagna generalmente ad ansia, mentre nell'adolescente a depressione.

Le complicanze cardiache e circolatorie (come l'ingrandimento di specifiche parti del cuore o l'aumento patologico della pressione arteriosa) sono più frequenti nei bambini più grandi e sono tutt'oggi oggetto di studio.

OSAS pediatrica e compromissione intellettiva

Studi ormai non più così recenti hanno dimostrato nei bambini una stretta relazione tra la riduzione dell'ossigeno nel sangue dovuta alle apnee notturne, la conseguente alterazione della struttura del sonno e la comparsa di deficit intellettivi. Si tratta di una vera perdita di neuroni associata alla riduzione della capacità degli stessi di collegarsi tra loro in specifiche aree del cervello (corteccia prefrontale). Viene a compromettersi, anche per pochi episodi ogni notte, una caratteristica fondamentale del cervello: la sua plasticità (propensione a collegare in modo dinamico tra loro differenti neuroni). Questa speciale funzione riguarda le aree del cervello che smaturano per ultime e sono particolarmente vulnerabili, e il danno potrebbe essere solo in parte reversibile.

Ciò spiega quanto diagnosi e cure tempestive siano determinanti non solo per diminuire il rischio di sequele metaboliche e cardiovascolari, ma anche per la riduzione del rischio cognitivo nel bambino.

La diagnosi

I genitori di un bambino che soffre di OSAS rilevano di solito il russamento e le pause respiratorie in sonno, ma spesso si convincono dell'occasionalità della loro osservazione o credono a falsi giudizi come: «I bambini hanno spesso il naso chiuso», «russare non è poi un problema così importante», «il pediatra non mi ha detto nulla in proposito» eccetera.

Di fatto esistono precise indicazioni mediche allo studio e alla cura del russamento e delle apnee notturne nei bambini. Infatti, i disturbi comportamentali e le conseguenze sui livelli di attenzione sono presenti anche nei piccoli pazienti a proposito dei quali viene riferito un russamento senza apnee, rendendo le cure precoci indispensabili per evitare conseguenze a lungo termine sul piano cognitivo.

Poiché nei bambini i criteri per definire l'apnea differiscono significativamente da quelli dell'adulto, non è raro registrare episodi di apnea senza una contemporanea caduta di ossigeno nel sangue (desaturazione): indagini troppo semplici, come la pulsossimetria, non possono pertanto essere considerate un esame appropriato per la diagnosi di OSAS in età pediatrica. Questa va quindi posta con la polisonnografia, che può essere registrata durante il sonno notturno o nei più piccoli durante il riposo pomeridiano (almeno due ore e con almeno una fase REM).

Il criterio che permette di definire un bambino come affetto da OSAS deriva dal riscontro nel tracciato di almeno un'apnea ogni ora di sonno. Oltre le cinque apnee, la situazione è severa.

La cura dell'OSAS nel bambino

Lo schema di cura risente della rilevanza dell'ipertrofia (ingrandimento) delle tonsille nel bambino rispetto all'adulto e di altre specifiche condizioni.

Si dovrà attuare:

- Una gestione della patologia alla base del disturbo (obesità, allergia).
- I lavaggi nasali.

- La disostruzione nasale (anche con aerosol contenenti cortisonici).
- La tonsillectomia e/o l'adenoidectomia.
- Nei bambini più grandi, anche la CPAP.

La disostruzione nasale con cortisonici ha fornito risultati interessanti, ma non sicuramente definitivi. La chirurgia è la vera cura in caso di OSAS pediatrica ma deve essere suggerita solo dopo aver accertato la presenza del disturbo mediante esame polisonnografico.

Pertanto, prima di sottoporre un bambino a interventi chirurgici (come l'adenotonsillectomia), è necessario avere un'esatta cognizione delle sue condizioni respiratorie, che non possono essere desunte da un semplice ragionamento, allo scopo di evitare al piccolo (e ai genitori) un eventuale stress da diagnosi; il rigore è d'obbligo.

La polisonnografia dovrà essere ripetuta per controllo a distanza di due-tre mesi dall'intervento.

Perché è così importante curare l'OSAS?

Il trattamento dei pazienti affetti da sindrome delle apnee notturne si rende obbligatorio a causa della severità delle conseguenze cliniche, ma risente ovviamente delle aspettative e della serenità con cui il paziente accetta di effettuare interamente le terapie. Le apnee notturne dovrebbero essere sempre indagate e soprattutto mai ignorate. Non è necessario nominare, come avviene spesso negli USA, personaggi importanti e scomparsi a causa delle apnee notturne; basterà ricordare tanti pazienti che, per infinite ragioni e per disinformazione, hanno avuto eventi fatali, forse evitabili con una corretta diagnosi e terapia dell'OSAS.

Ma ancora lunga è la strada da fare in questa direzione.

Come abbiamo visto, un'OSAS non trattata può indurre lo sviluppo di gravi problemi di salute, tra cui aumento della glicemia o scompenso del diabete, ipertensione arteriosa, malattie cardiache e neurologiche e favorire l'obesità, ma anche complicazioni più "dirette", come stanchezza e sonnolenza diurna, spesso causa di incidenti sul lavoro o alla guida, come i pericolosi e subdoli colpi di sonno al volante. La stanchezza e la sonnolenza determinate dai ripetuti risvegli notturni potrebbero riscontrarsi anche nei familiari o nel partner di letto, rendendo la patologia causa di un più complesso disagio familiare.

L'evidenza che negli ultimi vent'anni il numero dei pazienti neodiagnosticati non sia variato di molto e la consapevolezza dell'enorme percentuale di soggetti che non sanno di essere affetti da OSAS (e, restando così le cose, non ne verranno forse mai a conoscenza) sono elementi di grande preoccupazione dal punto di vista sanitario e sociale; i rischi, peraltro, non sembrano ancora recepiti nella loro complessità né a livello formativo (nelle università) e istituzionale, né a livello di prevenzione o assistenza sul territorio.

TERZA PARTE

Imparare a dormire per evitare guai

12

IL COLPO DI SONNO

Partendo dal presupposto che tutti gli esseri umani hanno necessità di dormire ogni giorno, conducenti, piloti, soggetti addetti a funzioni di controllo su linee ferroviarie, aeroporti eccetera possono soccombere alla fatica o trovarsi con un elevato rischio di manifestare pericolosi cali di attenzione, *microsleep* o addormentamenti improvvisi quando, per varie ragioni, non hanno ottenuto il giusto riposo con un sonno adeguato in termini di qualità e quantità.

Occupandoci del colpo di sonno alla guida di autoveicoli (ma queste considerazioni possono essere estese anche ad altre categorie), le cause di sonnolenza e affaticamento alla guida sono veramente molteplici e comprendono sia i disturbi del sonno di cui abbiamo già parlato che situazioni legate a necessità quotidiane; tra queste ricordiamo:

- La perdita di sonno per propria decisione.
- L'interruzione o frammentazione del sonno per situazioni familiari (per esempio una nascita).
- La perdita di un sano ritmo giorno-notte per orari di lavoro (per esempio nel caso di lavoro a turni).
- Studiare o lavorare di notte come scelta.
- L'uso di sedativi.
- Il consumo di alcol quando si è già stanchi.

Questi fattori, patologici o no, possono avere effetti cumulativi e, da soli o in combinazione, aumentano notevolmente il rischio di un incidente alla guida di autoveicoli.

Il pericolo, tuttavia, non è presente in modo uniforme tra tutti i conducenti: vi sono rilevanti differenze sia per quanto riguarda l'orario in cui si verificano gli incidenti, sia tra coloro che presentano maggiore rischio di incorrervi.

Osservando i picchi di incidenti nell'arco delle ventiquattr'ore, non possiamo non notare che questi corrispondono alle due naturali porte del sonno, la principale tra la mezzanotte e le due del mattino, la secondaria nelle prime ore del pomeriggio.

A essere coinvolti non sono solo soggetti con disturbi del sonno. Le persone troppo sonnolente a causa di uno stile di vita inadatto al sonno o di una patologia non trattata hanno una maggiore probabilità di avere incidenti alla guida per ragioni legate esclusivamente alla mancanza di sonno e all'eccessiva sonnolenza diurna.

Soggetti a rischio di colpo di sonno

- Giovani, soprattutto maschi di età inferiore a ventisei anni.
- Lavoratori del turno di notte (il rischio aumenta di quasi sei volte ed è maggiore quando si torna a casa dopo il lavoro).
- Lavoratori turnisti in generale.
- Persone che lavorano più di sessanta ore a settimana.
- Conducenti commerciali a lungo raggio.
- Persone con disturbi del sonno non diagnosticati o non trattati.
- Soggetti affetti da apnea ostruttiva in sonno (il rischio aumenta di quasi sette volte).
- Viaggiatori d'affari che trascorrono molte ore di guida e che sono sotto l'effetto del jet lag.

Siamo conducenti a rischio?

Prima di metterci alla guida, valutiamo se siamo in debito di riposo o affaticati: con meno di sei ore di sonno si triplica il rischio di incidenti, e anche una sola notte di perdita di sonno può mettere a rischio di sonnolenza alla guida.

Non dovremmo inoltre guidare per lunghe distanze senza prenderci pause di riposo adeguate alle necessità del viaggio.

La prima parte della notte o le prime ore del pomeriggio sono periodi in cui guidare è indubbiamente più pericoloso.

Va poi osservato l'orario di assunzione di farmaci sedativi (antidepressivi, ansiolitici, antistaminici) e giudicato il loro effetto sull'attenzione alla guida.

Se lavoriamo più di sessanta ore a settimana, il rischio di incidenti aumenta del 40% e lo stesso accade se per necessità svolgiamo più di un lavoro.

Non si dovrebbero bere neppure piccole quantità di alcol prima di metterci al volante e non dovremmo guidare da soli su lunghi tratti di strada noiosi o al buio.

Alcuni segni premonitori

Posto che non possiamo fare affidamento su elementi in grado di avvertirci con matematica sicurezza dell'arrivo di un colpo di sonno, è possibile riflettere su qualche segno fisico, indice di per sé di stanchezza e sonnolenza.

Le palpebre tendono ad abbassarsi e la testa sembra più pesante. Si sbadiglia ripetutamente. La vista è meno efficiente o sembra sfocata. Risulta difficile mantenere una corretta andatura e gli spostamenti che si compiono con l'autovettura rispetto a una immaginaria linea retta da percorrere iniziano a divenire allarmanti.

All'improvviso ci si rende conto di aver percorso un breve tratto sbandando e si è costretti a rettificare rapidamente lo sterzo.

Altre volte non si ha memoria degli ultimi chilometri percorsi, non si seguono correttamente i segnali stradali o si saltano per distrazione le svolte previste dal tragitto deciso. Può capitare poi che ci si accorga di deviare troppo verso le altre corsie o che si senta improvvisamente il frastuono delle bande rumorose poste in prossimità della corsia di emergenza alla nostra destra.

Questa volta siamo stati fortunati.

La prossima, potrebbe trasformarsi in un problema molto serio.

Un conducente che guida a una velocità di 90 chilometri orari, in tre secondi percorre circa 75 metri. A 130 chilometri orari, i metri percorsi nello stesso tempo sono 110.

Tre secondi (ma anche più) è il tempo di un microsonno, al termine del quale un soggetto potrebbe aver sbandato e deviato dalla linea della carreggiata, ed essere già in pericolo. Oppure, risvegliandosi e accorgendosi all'improvviso di trovarsi in prossimità di un incrocio, a pochi metri da qualcuno che attraversa oppure troppo vicino all'auto che lo precede (o in qualsiasi altra situazione altamente indesiderabile), un conducente vittima di eccessiva sonnolenza cerca di porre in atto rapide manovre che possono risultare inadeguate, causa esse stesse di sbandamento o incidenti.

Il rischio di incidente sul lavoro o alla guida per eccessiva sonnolenza è notevolmente più alto rispetto al rischio di incidenti da altre cause, con un coefficiente che è stato calcolato pari a 3,71: questo numero rivela che un soggetto che ha sonno mentre guida può avere incidenti circa quattro volte in più di chi è in condizioni normali. Alcol e stupefacenti causano meno disagi: il rischio in questi casi è di 1,68, inaspettatamente molto minore della sonnolenza.

Caratteristiche della sonnolenza alla guida

La sonnolenza alla guida si verifica allorché una persona che guida un veicolo a motore è troppo stanca per rimanere adeguatamente vigile.

Come risultato, i tempi di reazione sono più lenti del normale, la vigilanza è ridotta e la velocità di elaborazione del pensiero compromessa.

Nel peggiore dei casi il conducente può tranquillamente addormentarsi all'improvviso al volante. Nessun campanello avvertirà del problema.

Mettersi al volante con un debito di sonno è come iniziare a lavorare dopo aver bevuto, a digiuno, quasi un litro di vino in un'ora. L'aggravante è che alcol e stupefacenti si accertano con analisi del sangue e test specifici, mentre la sonnolenza su strada non può essere verificata: spesso, infatti, non viene neppure considerata quando la polizia si accinge a indagare sulle cause di un incidente, a meno che il conducente stesso non ammetta di essersi addormentato.

Come si identifica un incidente da colpo di sonno?

Se il conducente sopravvive all'incidente causato da un colpo di sonno ed è consapevole di ciò che è successo (è necessario ricordare che, per la caratteristica intrinseca di avvenire in assenza di normali riflessi da parte del guidatore, incidenti di questo tipo provocano il doppio di decessi e feriti), per le forze dell'ordine che eseguono gli accertamenti su strada non sarà difficile attribuire alla meccanica del sinistro le spiegazioni dovute.

In caso contrario, dovranno essere considerati molti altri elementi per giungere a una indiretta interpretazione e attribuire l'accaduto a un colpo di sonno. Tra questi, ricordiamo:

- *Orario*. Gli incidenti sono più frequenti a tarda notte e al mattino presto e nelle porte del sonno. La sonnolenza è slegata dal pasto (non dipende, per esempio, dal pranzo in sé, come da molti erroneamente ritenuto), ma è dovuta alla maggiore propensione al sonno in quei momenti.
- *Età*. Maschi con età inferiore a ventisei anni e anziani hanno maggiori probabilità di avere un incidente da sonnolenza alla guida rispettivamente nella prima parte della notte e nella prima metà del pomeriggio.
- *Velocità*. Gli incidenti alla guida per sonnolenza grave si osservano spesso alle alte velocità tipiche delle autostrade e di alcune tra le principali statali. Non si tratta di una caratteristica esclusiva, dato che comunque gli incidenti legati a eccessiva sonnolenza possono verificarsi anche a velocità basse, persino ripartendo a un semaforo, mentre si è in fila per uscire dalla città o addirittura durante un parcheggio.
- *Comportamento del conducente*. In molti casi i guidatori con sonnolenza non pongono in atto alcuno sforzo per frenare o evitare un ostacolo o tentare di non andare fuori strada.

Prevenzione

Sulla base dei segni premonitori e delle caratteristiche di un soggetto a rischio di colpo di sonno, ma anche dei risultati di studi appositamente compiuti, cerchiamo di valutare i comportamenti messi in pratica in concreto dai conducenti, consapevoli o meno dei rischi della sonnolenza alla guida e del colpo di sonno, identificando quelli realmente utili. Prima di analizzarli, forniamo una lista delle contromisure empiriche accompagnate dalle percentuali di soggetti che dichiarano di adottarle:

Fermare l'auto e fare una breve passeggiata	54%
Accendere la radio	52%
Aprire il finestrino	47%
Bere caffè	45%
Impegnarsi in una conversazione con il passeggero	35%
Mangiare caramelle	32%
Cantare, parlare anche da soli	31%
Fermarsi e fare esercizio fuori dal veicolo	28%
Fermarsi e riposare per un breve periodo seduti	26%
Muoversi durante la guida	27%
Alzare la radio	26%
Bere limonata	26%
Mangiare frutta	26%
Fermarsi e dormire per un breve periodo restando seduti	18%
Accendere il ventilatore o il condizionatore	16%
Fumare	14%
Procedere più lentamente	13%
Accelerare a tratti	13%
Bere una bevanda energetica	6%

Guidare più velocemente	5%
Assumere pillole di caffeina	1%

Fermarsi e concedersi un breve sonno in auto è l'unico antidoto per combattere la sonnolenza alla guida. Proiezioni statistiche ne attestano la validità con una riduzione concreta di incidenti da colpo di sonno alla guida, ma solo il 18% degli intervistati ricorre a questa pratica.

Gli altri soggetti danno spazio inutilmente alla fantasia, mettendo anche assieme più espedienti: molti si fermano e si accontentano dei classici due passi, altri alzano il volume della radio, aprono il finestrino o prendono un caffè. A nulla serve muoversi mentre si è al volante, mangiare caramelle o bere qualunque bevanda, sino ad arrivare alle ipotesi più controproducenti di chi ritiene che sia utile guidare più velocemente per imporsi maggiore attenzione contro la sonnolenza.

Gli effetti benefici limitati di questi atteggiamenti contrastano con la popolarità di simili contromisure che spesso sono presentate come veri antidoti al colpo di sonno in molti contesti (web, social network).

È anche vero che non esistono oggi studi definitivi sull'argomento, date le scarse risorse investite finora in questa direzione.

Comunque, la durata ottimale di un sonnellino in auto non dovrebbe superare i venti minuti, dato il rischio che un riposo più lungo provochi difficoltà a riprendere velocemente il controllo e sensazione di torpore.

L'effetto benefico dell'assunzione di caffeina si misura nell'ordine delle due tazzine (l'effetto di un solo caffè è del tutto irrilevante), circa 150 mg, e l'aumento della vigilanza che ne consegue dura circa centoventi minuti.

La combinazione breve sonnellino e caffè sembra assolutamente la soluzione più efficace, con un periodo di due-tre ore circa di migliorata attenzione alla guida.

In ogni caso, da quanto descritto appare evidente come la migliore misura preventiva sia quella di mettersi alla guida in condizioni ottimali; e poi, riposare durante il viaggio se necessario. Meglio arrivare alla meta in ritardo che non farlo.

I sistemi automatici di assistenza contro la sonnolenza alla guida

Negli ultimi anni molte aziende automobilistiche offrono di serie una varietà di sistemi elettronici in grado di aiutare il conducente eccessivamente stanco o sonnolento.

Il sistema Attention Assist prodotto dalla Mercedes è in grado di riconoscere, dal comportamento del guidatore e sulla base di oltre settanta parametri tra cui l'allontanamento da una specifica e personale linea di guida (che il programma calcola per uno specifico conducente), una progressiva disattenzione e stanchezza alla guida.

Nel caso vengano rilevati i tipici segnali di affaticamento al volante, il sistema emette una serie di segnali acustici ed ottici per invitare il guidatore a concedersi una pausa.

Un curioso sistema antifatica è quello dei sedili antisonno. Diversi sensori posizionati nello schienale del conducente attivano un allarme quando il battito cardiaco si abbassa. Il dispositivo è anche in grado di correggere la traiettoria dell'auto e portare il veicolo sulla corsia di emergenza; il freno motore elettronico rallenta e un altro sensore chiama i soccorsi.

Altri strumenti tentano di attuare processi elettronici di controllo dei movimenti delle palpebre, dell'espressione del viso e del battito cardiaco.

Di fatto, in quasi tutte queste situazioni il fattore umano viene ridotto a semplice accessorio: così come si realizza un dispositivo che permette di parcheggiare, allo stesso modo si pensa di risolvere il problema della sonnolenza alla guida.

Ma segnalare a una persona stanca che corre il pericolo di avere un incidente può servire?

Potrebbe sembrare paradossale, ma secondo me sì. È necessario insistere anche su questa linea, sebbene molti temano un'eccessiva fiducia in questi dispositivi da parte di guidatori consapevoli della propria attitudine a addormentarsi e poco propensi ad andare dal medico.

Il punto oggi

Ciò che mi preoccupa davvero non è il conducente informato dei suoi disturbi. Temo infinitamente di più il guidatore non professionista del tutto disinformato, che non ha la minima idea di quante ore sia necessario dormire, che non osserva alcuna attenzione nei confronti della stanchezza o dei farmaci assunti, che dissimula con atteggiamenti spavaldi il pericolo che si crea, per sé e per il prossimo, guidando in condizioni di precaria vigilanza.

Chi può dire quanti siano questi soggetti? Quale percentuale rivestono tra coloro che hanno disturbi del sonno non diagnosticati e non trattati? Quali programmi di prevenzione sono stati progettati per identificare queste persone, indurle a sottoporsi a una visita ed eventualmente a curarsi?

Da troppi anni non sento risposte. E non ci sono dati attendibili.

Per quanto riguarda il nostro Paese, la Fondazione per la Ricerca e la Cura dei Disturbi del Sonno di cui sono direttore scientifico stima che almeno un incidente stradale su cinque sia causato da un colpo di sonno. L'indice di mortalità di questi incidenti è superiore alla media giornaliera, in particolare tra le ore 20 e le 7 del mattino, raggiungendo il valore massimo intorno alle 4 di notte (5,7 decessi ogni 100 incidenti).

Come si è visto nei capitoli precedenti, la scienza medica ha ovviamente gli strumenti per diagnosticare il rischio di essere vittime di colpo di sonno attraverso facili accertamenti non invasivi, come la polisonnografia, e cure altrettanto semplici.

Gli incidenti da colpo di sonno: la legge e la patente di guida

Per molti anni, l'analisi statistica dei dati sugli incidenti stradali in Italia e sulle loro cause, compiuta da autorevoli istituzioni come ACI e ISTAT, non ha sorprendentemente menzionato tra le cause di incidente automobilistico i colpi di sonno al volante, strettamente associati all'eccessiva sonnolenza diurna (i cui effetti sono a tutti noti da decenni) e, per almeno un terzo, direttamente riconducibili alle complicanze della sindrome delle apnee ostruttive notturne.

I dati si limitavano a riportare la "distrazione" come prima causa di incidenti. Ma oggi la situazione è molto cambiata.

Poiché tra le principali conseguenze delle apnee notturne, di cui soffrono non meno di due milioni di italiani, vi sono l'eccessiva sonnolenza diurna e il colpo di sonno al volante, che rappresentano realmente un fattore di rischio per gli incidenti della strada, ho accolto con molto interesse la decisione della Commissione Europea di diramare nel luglio 2014 una direttiva che introduceva l'obbligo di attuare specifiche misure legislative di prevenzione per i conducenti a partire dal 31 dicembre 2015.

Non solo, ma veniva affermato anche che dall'adozione della direttiva del 2006:

> le conoscenze scientifiche sulle patologie che influiscono sull'idoneità alla guida si sono evolute, in particolare per quanto concerne la stima dei rischi per la sicurezza stradale e l'efficacia delle misure atte a scongiurare tali rischi [...]. Studi e ricerche confermano come la sindrome delle apnee ostruttive sia uno dei principali fattori di rischio negli incidenti automobilistici. Pertanto questa patologia non dovrebbe più essere ignorata nell'ambito della legislazione unionale in materia di patente di guida.

Infatti, nonostante la rilevante incidenza sociale ed economica degli incidenti alla guida provocati dall'eccessiva sonnolenza diurna (oltre un miliardo di euro l'anno), in Italia sono mancate fino al dicembre 2015 specifiche norme per la prevenzione di questa sinistrosità, oltre a una generale presa di coscienza, a partire dalle istituzioni, sul concreto pericolo che questo diffuso disturbo della salute rappresenta ogni giorno per i conducenti.
Non si può ignorare, tuttavia, come la lotta ai colpi di sonno al volante fosse vanificata non solo dalle gravi carenze normative ma soprattutto dal timore dei conducenti, in particolare quelli professionali, di perdere la patente e il posto di lavoro.
Il 13 gennaio 2016, è stato finalmente pubblicato sulla «Gazzetta Ufficiale» un decreto ministeriale che precisa le nuove norme per i criteri di rinnovo e rilascio della patente di guida nei soggetti affetti da apnee ostruttive notturne.
A questo decreto è seguito un ulteriore decreto attuativo del ministero della Salute, che precisa le indicazioni operative. Diventa determinante riconoscere la sonnolenza, in particolare la «grave e incoercibile sonnolenza diurna, con accentuata riduzione delle capacità dell'attenzione non adeguatamente controllate con le cure prescritte».
A prescindere dalle consuete polemiche che i decreti provo-

cheranno, a distanza di alcune settimane dalla pubblicazione delle nuove norme non è ancora chiaro l'impatto sull'autotrasporto, sia pubblico (autobus, pullman, veicoli scolastici) sia privato. Inoltre, se le nuove leggi tanto auspicate da un lato portano finalmente all'attenzione del Paese la problematica dei colpi di sonno alla guida di autoveicoli, dall'altro mettono anche in evidenza alcune significative criticità. Ciò che in altri Paesi, non solo europei, è attuato già da molti anni (formulazione della diagnosi con polisonnografia e prescrizione della terapia in pochi giorni), in Italia è ancora lontano dall'essere realizzato a causa di una cronica sproporzione tra la necessità di affrontare l'OSAS e le strutture sanitarie a ciò dedicate. Questo potrebbe provocare nei conducenti professionali e nei privati che usano l'auto per lavoro timori piuttosto fondati sulla possibilità di perdere temporaneamente l'occupazione qualora si accertasse la patologia. Si configura infatti il rischio concreto che soggetti a rischio di OSAS sottoposti a visita medica, neghino di fatto i sintomi del loro disturbo per timore di perdere la patente e il posto di lavoro. E oggi questa comprensibile paura potrebbe realizzarsi ancor più facilmente, rendendo problematico il contrasto agli incidenti stradali causati dai colpi di sonno al volante e la riduzione del numero di vittime che essi comportano.

13

SONNO E MONDO DEL LAVORO

Una compromessa notte di sonno, quale che ne sia il motivo, rende la giornata che segue praticamente improduttiva. Ci si sente intontiti, irritabili, si commettono errori anche banali e, all'improvviso, semplici attività sembrano diventare complicate.

Dormire più di sette ore per notte è diventato ormai un lusso per la maggior parte delle persone e le conseguenze si fanno sentire. Saltare una sola ora di sonno può comportare un declino della memoria, l'aumento degli infortuni sul lavoro, perdita di tempo online quando si è alla scrivania: in poche parole, viene compromessa l'efficienza, sia in termini di produttività sia come costi per le aziende (che tuttavia fanno poco o nulla per incrementare la cultura del sonno).

Non sono solo memoria e vigilanza a soffrire per la privazione del sonno; dormire poco o male ha un impatto negativo sulle relazioni nel luogo di lavoro, perché può limitare la fiducia e la cooperazione tra persone con ruoli diversi, tra colleghi o addirittura nei rapporti con il pubblico.

Recentemente, è stata indagata la possibilità che la privazione di sonno possa offuscare anche la nostra capacità di leggere le espressioni facciali degli interlocutori: vedere pregiudicato il riconoscimento delle emozioni altrui cambia di fatto la sostanza e il buon andamento delle interazioni con il prossimo.

Come il lavoro può disturbare il sonno

La strutturazione biologica dell'uomo prevede alcuni momenti molto precisi per innescare il sonno, le cosiddette porte del sonno che abbiamo esaminato in precedenza. Per millenni il lavoro è stato associato alle ore diurne e alla luce, mentre il buio ha da sempre significato riposo.

Di contro, la possibilità data dalla luce elettrica di essere attivi anche durante la notte ha di fatto permesso di lavorare a tutte le ore con un indubbio vantaggio sulla produttività e la possibilità di assistere la popolazione nell'arco delle ventiquattr'ore, ma con un indubbio costo in termini di salute, in primo luogo per coloro che sono addetti al lavoro a turni.

Orari inconsueti (prolungati o biologicamente sbagliati) producono sempre un'anomalia del normale ritmo sonno-veglia e una cronica privazione di sonno.

Ciò può avvenire per varie cause:

- Orario di lavoro eccessivamente lungo (anomalia di durata).
- Lavoro notturno fisso (anomalia di collocazione oraria).
- Lavoro a turni.
- Lavoro con reperibilità (ansia da chiamata o risveglio precoce).

Un esempio di lavoro eccessivamente lungo può essere rappresentato dall'autotrasportatore, che deve comunque arrivare a destinazione nonostante la stanchezza o le troppe ore trascorse alla guida; ma anche medici e infermieri con turni di dodici ore, al termine dei quali può manifestarsi una severa urgenza, piloti di voli a medio-lungo raggio e tanti altri addetti a lavori di responsabilità (insegnanti, impiegati a pubblici esercizi) possono mostrare le medesime difficoltà.

Il turno fisso di notte riguarda per esempio i giornalisti, i conduttori televisivi, gli addetti alla sorveglianza notturna, coloro che lavorano in discoteca, alcuni settori delle forze dell'ordine; è simile la condizione dei cosiddetti "reperibili" che, anche quando non vengono contattati, hanno sempre una maggiore tensione emotiva in un orario che dovrebbe essere dedicato al riposo.

Il lavoro a turni (più o meno fissi) riguarda oggi una infinità di situazioni, in una società che si avvia a non distinguere più tra giorno e notte: esclusi pochi fortunati, circa un terzo dei lavoratori (senza distinzione di sesso) deve prestare la propria opera in questa modalità. Senza considerare che per ragioni economiche, molti soggetti sono impegnati in più di un lavoro, spesso svolti prima o al termine di un turno già di per sé anomalo.

Esaminiamo alcune peculiarità della relazione esistente tra lavoro a turni e sonno.

Le conseguenze del lavoro a turni

In primo luogo si dorme di meno: è stato calcolato che in media un lavoratore turnista perde un'ora di sonno ogni giorno. Ma anche qualitativamente insorgono problemi: un risveglio molto precoce, si associa alla perdita degli ultimi cicli REM delle prime ore del mattino, anche per l'impossibilità (estremamente frequente) di poter andare a dormire abbastanza presto la sera. Come se non bastasse, la frustrazione dei primi mesi di un turno di lavoro si associa frequentemente a un'ansia da risveglio.

Quella che viene definita la "sindrome del turnista" inizia dalla compromissione dell'efficacia del riposo, per giungere a una serie di malesseri simili a quelli che abbiamo incontrato nell'esaminare i diversi disturbi del sonno; con l'aggravante che, a differenza di un'insonnia che possiamo affrontare anche con cambiamenti dello stile di vita, il turnista non può modificare il proprio lavoro. Inoltre, talora i disturbi persistono anche quando il soggetto torna a un lavoro con semplice orario diurno (cronicizzazione del disturbo).

Si tratta di un quadro clinico che deve essere assimilato a una malattia professionale. I problemi si riscontrano sia durante il lavoro sia una volta tornati a casa e riguardano principalmente:

- Insonnia o eccessiva sonnolenza in veglia.
- Alterazioni della vigilanza e dell'attenzione.
- Affezioni organiche.
- Problemi psicologici.

La riduzione della vigilanza e dei livelli di attenzione costituiscono senza dubbio un importante fattore di rischio per infortuni e incidenti sul lavoro, causati da errori determinati dalla eccessiva sonnolenza diurna, dalla distrazione, dalla malriposta fiducia nella capacità di eseguire automaticamente operazioni complesse. Non meno importanti sono gli incidenti alla guida *in itinere*, per esempio al termine di un turno notturno.

Frequentemente, l'incidente in sé può coinvolgere anche coloro che si trovano a lavorare insieme al soggetto privato cronicamente di sonno, il quale esegue le proprie attività in modo meccanico, e molto spesso formalmente ineccepibile: purtroppo in alcune occasioni, compiere i gesti di sempre senza tenere conto delle variabili che nel frattempo si sono verificate, o senza dedicare la giusta attenzione al passaggio di consegne all'inizio del turno, può condurre a errori non sempre riparabili con la buona volontà. Gli esempi sono infiniti, per ogni lavoro: nel caso di un autista professionale, così come per un infermiere, è sufficiente una distrazione di pochi secondi.

Le affezioni organiche interessano l'apparato gastro-intestinale, con gastrite, difficoltà digestive, colite, stipsi; ma anche l'apparato cardiocircolatorio, con aumento dei livelli di pressione arteriosa e comparsa o peggioramento delle malattie cardiovascolari in genere.

Le difficoltà legate alla ridotta concentrazione e alla distrazione conducono spesso il lavoratore a cercare di migliorare il proprio stato di stanchezza cronica con soluzioni solo apparentemente efficaci, basate su luoghi comuni o su pillole e bevande "miracolose", che si dimostrano invece del tutto svantaggiose sotto il profilo della salute: fumo di sigaretta, aumento dell'assunzione di alcolici, abuso di bevande energizzanti o farmaci stimolanti.

Allo stesso modo, anche l'insonnia e l'ansia che possono insorgere per difficoltà di adattamento a dormire e alimentarsi, in sostanza vivere, in orari insoliti inducono all'aumento del consumo di altri farmaci, questa volta induttori del sonno, ansiolitici o antidepressivi.

Il comandante Hazelwood e la Exxon Valdez

Tra le molte catastrofi ambientali provocate dall'uomo, l'incidente della petroliera *Exxon Valdez* (avvenuto nel marzo del 1989 in Alaska) è emblematico di quanto la riduzione dei livelli di attenzione e della capacità di giudizio possa giocare un ruolo nelle più differenti circostanze, sempre con esiti rilevanti.

In quella occasione, gli uomini che il comandante Hazelwood aveva lasciato alla guida della nave non avevano terminato il loro turno di riposo obbligatorio (almeno sei ore) prima di prendere il comando della petroliera e non erano quindi nelle condizioni psicofisiche per reagire adeguatamente a possibili emergenze.

Che puntualmente si verificarono.

Un errore umano legato alla perdita di efficienza (vigilanza, attenzione, capacità di giudizio) del terzo pilota e degli addetti alla sorveglianza della navigazione portò a una successione di errori tipici della mancanza di riposo e sonno: mancato rilevamento di diverse anomalie nella navigazione, loro inefficace correzione, attuazione di azioni del tutto inappropriate, come il perseverare in decisioni sbagliate. La nave si schiantò sugli scogli riversando in mare più di cinquanta milioni di litri di petrolio, inquinando oltre duemila chilometri di costa e devastando l'ecosistema dell'Alaska per anni, in uno dei maggiori disastri provocati dall'uomo nella storia.

È stato da tempo accertato che l'errore fu una conseguenza diretta della eccessiva sonnolenza dei diversi protagonisti.

Dormire meno per (non) produrre di più

Ma quale impatto può avere la sonnolenza sul comportamento di un soggetto che decide anche del lavoro di altri, come un manager? E come vengono creati i presupposti di una cronica perdita di sonno in un ambiente di lavoro?

Siamo abituati a vedere troppo spesso figure dirigenziali che incoraggiano con disinvoltura orari di lavoro più lunghi, senza rispetto per i tempi dei pasti e delle pause necessarie, in base al presupposto che ciò possa determinare una maggiore produttività o comunque creare le premesse di un giudizio generale di maggiore efficienza.

Vero o falso?

Analizziamo insieme la situazione: una perdita di sonno relativamente limitata conduce a una serie di cambiamenti comportamentali e cognitivi che possono interferire esplicitamente con la capacità di un individuo di svolgere efficacemente il proprio incarico.

La riduzione del sonno notturno di solo un'ora e mezza, anche per una sola notte, può comportare una diminuzione della vigilanza diurna del 32%.

Diciassette ore di veglia prolungata (per esempio una lunga giornata di lavoro) sono in grado di provocare variazioni dei livelli di attenzione equivalenti a quelli che si hanno dopo aver bevuto a digiuno due bicchieri di vino.

Se la veglia diventa eccessiva, per esempio per un lungo volo, allora l'individuo agirà come se avesse assunto quattro bicchieri di vino, con potenziali modificazioni nel parlare, nell'attività motoria, nei livelli di aggressività e impulsività, nella memoria, nei processi decisionali e nell'applicarsi alla soluzione di problemi complessi.

Lavorare senza riposo

Per fortuna, non tutti i comportamenti sono influenzati dal poco sonno. La logica, il ragionamento deduttivo e critico, i tipi di competenze e abilità misurate con un test tradizionale di quoziente intellettivo sono integri, anche dopo lunghi periodi di sonnolenza. Tuttavia, la capacità di leadership e alcune specifiche attività, note come "funzioni esecutive" sono molto sensibili anche a perdite di sonno relativamente piccole. Queste includono:

- Comprendere un contesto in rapida evoluzione.
- Il multi-tasking.
- Immaginare soluzioni innovative a particolari problemi.
- Valutare il rischio anticipando la gamma delle conseguenze di un'azione.
- Capacità di comunicazione.
- Processi decisionali che interessino idee complesse e creative.

Nei soggetti sottoposti a uno stress eccessivo da lunghi orari di lavoro, protratti periodi in cui è difficile alimentarsi in orari appropriati e perdita cronica di sonno, assistiamo a effetti negativi che comportano anche una ricaduta del tutto sfavorevole al datore di lavoro, tra l'altro antitetica al desiderio di incrementare la produttività di un gruppo.

Le situazioni che si osservano più frequentemente riguardano:

- Aumento di casi di malattia (anche per uno-due giorni).
- Aumento dell'assenteismo per le ragioni più varie.
- Richiesta di ferie anticipate.
- Infrazioni disciplinari.
- Assenze senza permesso.
- Marcata conflittualità tra i lavoratori, sia espressa sia nascosta.
- Aumento di incidenti, di incidenti mancati e di comportamenti a rischio.
- Incremento della percentuale di errori.
- Uso di stimolanti.
- Disturbi psicosomatici e psicologici.

Medici e sonno

Medici e operatori sanitari sono frequentemente sottoposti a orari di lavoro molto lunghi e anche i giovani medici si trovano ad affrontare spesso turni di diciotto ore; in genere, non sono informati sulle conseguenze della privazione del sonno e non vengono effettuati test per valutare la sonnolenza (o la vigilanza); infine, la maggior parte dei programmi formativi non richiama l'attenzione sul problema della sonnolenza nel mondo medico. Eppure, alcuni dati fanno effetto: per una simulazione a un intervento chirurgico di laparoscopia, la mancanza di riposo comporta un 20% in più di errori e un 14% di tempo in più per eseguire la procedura; un medico stanco diminuirà efficienza e precisione nell'interpretare un semplice elettrocardiogramma o nell'effettuare un'anamnesi completa nella prima visita e così via.

Negli Stati Uniti, l'attività dei tirocinanti al primo anno di specializzazione ha un limite di sedici ore di lavoro continuativo, seguite da almeno otto ore fuori servizio.

Troppo poco riposo, è evidente.

È anche vero, comunque, che ridefinire improvvisamente il calendario delle operazioni chirurgiche su queste basi potrebbe rappresentare un vero disagio fisico e psicologico per il malato e richiederebbe uno sforzo organizzativo e finanziario per le strutture ospedaliere.

In Italia, in ogni caso, le leggi a tutela di pazienti e medici esistono e sono all'avanguardia. Il 25 novembre 2015 è entrato ufficialmente in vigore il riallineamento alla normativa europea e l'abrogazione delle illegittime precedenti disposizioni in tema di orario di lavoro dei medici. Tutte le amministrazioni sono state obbligate a garantire direttamente e immediatamente tutele di riposo in precedenza negate.

La normativa prevede per esempio:

- Rispetto del limite massimo di dodici ore e cinquanta minuti di lavoro giornaliero.
- Rispetto del limite massimo di quarantott'ore di durata media dell'orario di lavoro settimanale, compreso lo straordinario.
- Rispetto del limite minimo di undici ore continuative di riposo nell'arco di un giorno.

È evidente come la stanchezza, la possibile perdita di efficienza, attenzione, vigilanza e capacità di concentrazione, giochino un ruolo estremamente significativo nel lavoro di chiunque abbia (direttamente o indirettamente) responsabilità verso altre persone, cosa non infrequente in una società complessa come l'attuale.

Il riposo dovrebbe essere avvertito come un momento importante della giornata lavorativa; di contro, molte nostre azioni, divenute irrinunciabili abitudini, ci mostrano come sia difficile accettare di fermarsi. Il 26% delle persone riferisce di lavorare a letto con il proprio telefonino, il 56% lo controlla con cura fino a un'ora prima di andare a dormire e infine il 70% non può fare a meno di scrutarlo entro un'ora dal risveglio al mattino.

Vi è un costante e sempre maggiore bisogno di sentirsi perennemente online, reattivi e produttivi.

La risposta a un'email, per esempio, deve essere immediata poiché le persone si aspettano una costante disponibilità. Anzi, più si scrive o si risponde tardi, tanto più le persone ritengono di essere apprezzate e positivamente valutate.

Come gestire il ritorno al lavoro o a scuola dopo una vacanza

Le vacanze estive possono destabilizzare il ritmo sonno-veglia di un'intera famiglia, determinando, al ritorno dalle ferie, seri problemi nella ripresa delle abitudini lavorative o scolastiche. Reimpostare un buon ritmo sonno-veglia è molto più importante per i bambini che per gli adulti. I piccoli hanno bisogno di molto più sonno rispetto ai grandi, fino a nove orc e oltre, come abbiamo visto, e ciò è fondamentale per lo sviluppo intellettuale e per la crescita.

Alcuni stratagemmi possono aiutare a (re)impostare l'orologio biologico per ottenere un sonno migliore fin dai primi giorni.

Il primo allarme è provocato dal lunedì: l'inizio della settimana, infatti, coincide spesso con la ripresa delle attività. Del tutto simile a una chiamata alle armi. La sera precedente, l'ansia per il lavoro o la scuola può causare una notte di insonnia.

Ma perché scontare così miseramente i buoni effetti delle vacanze?

Il vero problema per genitori e bambini è che le vacanze portano frequentemente a modificare in maniera considerevole le abitudini di riposo notturno e l'orologio biologico, con frequenti *sieste*, notti divertenti, risvegli a mattino inoltrato e pasti fuori orario, che rendono estremamente difficile, una volta rientrati alla base, adeguarsi al risveglio delle sette del mattino per la normale vita quotidiana.

Il nostro organismo preferisce ritmo e prevedibilità, soprattutto per l'alimentazione e il sonno. Le vacanze sono in pratica una versione accentuata dell'alterazione della routine che avviene, per esempio, per un'uscita serale, solo che in questo caso l'esperimento è condotto per giorni o settimane. Vacanze di questo genere non risultano perciò momenti per recuperare il sonno perso, nonostante il lusso dei lunghi pisolini pomeridiani che ci si può permettere. Cambiare così i nostri ritmi appaga giustamente un bisogno di svago, ma tende in realtà a lasciarci disorientati e irritabili più che riposati. Si determina una specie di jet lag da vacanza, che testimonia come il nostro orologio biologico si sia alterato fino a due-tre ore in avanti, come il passaggio a un altro fuso orario.

Ciò comporta anche un'alterazione dei ritmi biologici dei principali ormoni che perdono la loro naturale sincronia. Siamo esausti al mattino e instancabili la sera. Tutto il contrario di ciò che dovremmo essere al nostro ritorno alla vita di tutti i giorni.

Ma ecco alcune soluzioni che potrebbero aiutarci a ritrovare rapidamente una forma appropriata per la ripresa lavorativa o scolastica:

- Prima di partire sarebbe opportuno assicurarsi che non vi siano scadenze importanti da completare il primo giorno di rientro.
- Naturalmente, a seconda delle esigenze di ogni specifico lavoro, si può impostare in segreteria telefonica un messaggio automatico che avverta delle ferie e che possibilmente indichi a chi ha chiamato un sostituto a cui rivolgersi in quei giorni. Sarebbe importante anche comunicare un giorno o due in più per la ripresa, per non avere troppe telefonate in arretrato il primo giorno di lavoro.
- Al ritorno, pianificare con cura la giornata di ripresa del lavoro o degli studi.

- Trascorrere almeno un giorno a casa prima di tornare a lavorare o a scuola per affrontare le incombenze più strettamente personali o riguardanti la casa.

Per favorire una buona ripresa del sonno, potrebbe essere interessante organizzare le ferie in modo da tornare al lavoro a metà della settimana, per esempio di giovedì, così da non iniziare immediatamente un programma di cinque giorni, ma riprendere con un breve periodo (un paio di giorni) seguito subito da un fine settimana.

Nei casi di ripresa delle attività di lunedì, bisogna considerare che la tentazione di rimanere alzati fino a tardi sarà immutata; in questo caso, si può provare ad andare a letto prima il sabato e la domenica, per riavvicinarsi alle abitudini della settimana lavorativa.

Un altro consiglio è quello di sfruttare l'alternanza tra luce naturale e il buio. "Assimilare" una giusta quantità di luce al mattino aiuta a reimpostare la funzione di veglia; la sera, invece, è opportuno abbassare le luci in casa almeno un'ora prima di coricarsi e spegnere nello stesso tempo il televisore, il computer e il tablet.

Alzarsi sempre all'ora dovuta è un ulteriore valido aiuto: non è al mattino che recuperiamo la nostra stanchezza, ma la sera.

Tornare rapidamente a pasti regolari può influenzare positivamente l'orologio interno e migliorare la gestione delle variazioni di fuso orario o dei periodi di lavoro.

Infine, è necessario evitare di esagerare subito con il lavoro, senza tirare tardi la sera per recuperare. Molto spesso dopo una lunga vacanza abbiamo la sensazione di aver recuperato abbondantemente le fatiche di un anno, e sentiamo la tentazione di lavorare fino a tardi per affrontare attività arretrate; è invece consigliabile conservare le serate libere in modo da poter mantenere gli effetti benefici della vacanza più a lungo.

Pianificare un'altra breve vacanza di un fine settimana o anche di un solo giorno darà uno stimolo interiore per guardare più serenamente all'immediato futuro.

Per concludere i consigli per un buon rientro, una pratica importante è concedersi alcuni minuti per ricordarsi ciò che amiamo del nostro lavoro.

È troppo facile sentirsi insoddisfatti quando si fa il confronto tra l'attività quotidiana del nostro mestiere e una piacevole vacanza; è invece utile riflettere su quanto ci sia di buono in ciò che facciamo, senza lamentarci con gli altri su dove vorremmo essere.

14

FARMACI E SONNO

Può essere utile inserire in questo libro una sezione dedicata ai farmaci, che intende esclusivamente aiutare il lettore a distinguere e conoscere quali sono le sostanze più utilizzate dalla classe medica nell'affrontare i disturbi del sonno. Il capitolo non può quindi essere di alcun contributo per chi pensa di potersi autoprescrivere terapie che invece devono sempre essere valutate e decise da un medico: con i farmaci non si scherza e se per caso qualcuno è invece abituato a gestire da sé trattamenti farmacologici, per il sonno o altro, il mio consiglio è di confrontarsi con il proprio medico di fiducia e riesaminare la situazione.

I farmaci che agiscono sul sistema nervoso centrale (utili quindi per tutte le patologie comprese in questa categoria) rappresentano in Italia la sesta categoria terapeutica a maggior spesa pubblica, pari a circa 1,4 miliardi di euro (dati dell'Osservatorio nazionale sull'impiego dei medicinali in Italia gennaio-settembre 2015), ma coloro che sono affetti da disturbi del sonno sono da tempo consapevoli che la spesa delle sostanze prescritte è quasi sempre a proprio carico.

Tra i farmaci a carico del SSN, una categoria di antidepressivi dal nome complesso di inibitori selettivi della ricaptazione della serotonina (SSRI) sono i medicinali attivi sul sistema nervoso più frequentemente impiegati, anche se il loro utilizzo nei disturbi del sonno è alquanto marginale. Quasi tutte le prescrizioni nell'ambito dei disturbi del sonno sono invece a carico del cittadino, e tra questi farmaci, indipendentemente dalla patologia, al primo posto troviamo le benzodiazepine e i loro analoghi.

In Italia il problema dei disturbi del sonno investe nell'arco della vita circa dieci-dodici milioni di soggetti, e l'insonnia è il problema per cui vengono assunti più medicinali.

La terapia farmacologica per tale disturbo è semplice e complessa al tempo stesso; purtroppo i farmaci sono spesso usati male e a dosaggi incongrui (anche dal medico) e l'autoprescrizione crea una particolare forma di dipendenza, con la conseguente necessità di aumentare i dosaggi.

Impariamo a conoscere l'autoprescrizione

Quando si parla di autoprescrizione o automedicazione è bene distinguere fra *farmaci* veri e propri e altri prodotti. Entrambi sono acquistabili senza alcuna prescrizione medica, ma sono molto diversi tra loro.

I farmaci di automedicazione, riconoscibili da un bollino rosso sulla confezione, sono registrati e autorizzati presso l'AIFA e, previo esame e autorizzazione da parte del ministero della Salute, è consentita la loro vendita diretta al pubblico.

Per gli altri prodotti, come per esempio fitoterapici, integratori alimentari e multivitaminici, non è necessario il processo autorizzativo, ma è sufficiente, ai fini dell'immissione in commercio, una semplice notifica al ministero della Salute.

I pazienti affetti da disturbi del sonno ricorrono spesso a queste forme di trattamento, con spese ingenti e molto spesso senza ottenere alcun serio aiuto.

Le principali classi di farmaci

I barbiturici sono raramente utilizzati a causa di problemi di sicurezza legati a effetti indesiderati e per la loro ridotta efficacia alle dosi consigliate.

Gli antistaminici sono usati principalmente in associazione ad altri preparati, nelle fasi iniziali di un trattamento complesso o per breve tempo, allo scopo di aumentare il successo di una terapia non del tutto efficace. Sono sostanze poco costose, tuttavia, in considerazione delle loro peculiarità, e devono essere usate con molta cautela nei pazienti anziani e in coloro che soffrono di ipertrofia prostatica, disturbi cognitivi e costipazione. Inoltre, la maggior parte di questi farmaci ha una lunga durata d'azione e i loro effetti sedativi possono persistere il giorno successivo causando sonnolenza al risveglio.

Le benzodiazepine sono tuttora una categoria di farmaci oltremodo prescritti per l'insonnia (anche se non sempre se ne ha l'indicazione) e per un tempo troppo lungo (a volte anni). Le linee guida ne raccomandano l'uso esclusivamente per un tempo limitato (circa due settimane) o con discontinuità, per limitare e contenere gli effetti indesiderati, tra cui le compromissioni funzionali (memoria, andatura, livello di vigilanza) o, tra i più segnalati, sonnolenza diurna e vertigini.

È utile ricordare che molti farmaci utilizzati per facilitare il sonno rimangono attivi a lungo nel sangue (si dice che hanno "lunga emivita"): quindi, anche di giorno possono attenuare la forza muscolare, i riflessi e l'attenzione. Oltre a questi effetti, se assunti per lungo periodo possono ridurre la memoria e possono dare assuefazione (in altre parole si rende necessario aumentare le dosi per avere gli stessi effetti) o creare una dipendenza sia psicologica sia farmacologica.

È importante, dunque, limitare l'uso di tali sostanze a periodi inferiori alle due-tre settimane e mai continui. Di fatto, è facile osservare come alcuni pazienti (sia in autoprescrizione sia con l'indicazione di medici) utilizzino le benzodiazepine per molti anni, senza interruzione, con grave compromissione delle loro facoltà intellettive e con una concreta difficoltà a tentativi di riduzione della posologia.

Come funzionano le benzodiazepine

Tutte le benzodiazepine agiscono aumentando le azioni di una sostanza chimica presente del cervello: il neurotrasmettitore GABA (acido gamma-aminobutirrico), una sostanza che trasmette i messaggi da una cellula del cervello a un'altra. Il messaggio trasmesso dal GABA è di tipo inibitorio: i neuroni su cui agisce rallentano i loro impulsi nervosi o smettono di generarli. Circa il 40% dei milioni di neuroni che si trovano nel cervello risponde al GABA: questo significa che tale sostanza ha un'influenza sedativa naturale e generale sul cervello e tale azione è aumentata dalle benzodiazepine che generano un'influenza inibitoria aggiuntiva (spesso eccessiva) sui neuroni.

Di conseguenza questo tipo di farmaci diminuisce la produzione di neurotrasmettitori eccitatori, come l'adrenalina, la serotonina, l'acetilcolina e la dopamina nel cervello. Tali neurotrasmettitori eccitatori sono necessari per il normale stato di veglia e reazione, la memoria, il tono e la coordinazione muscolare, le risposte emozionali, le secrezioni delle ghiandole endocrine, il controllo della frequenza cardiaca e della pressione sanguigna.

AZIONE	USO CLINICO
Ansiolitica (riduce l'ansia)	Ansia, crisi di panico, fobie
Ipnotica (favorisce il sonno)	Insonnia
Miorilassante (rilassa la muscolatura)	Spasmi muscolari, sindrome delle gambe senza riposo, bruxismo, alcune categorie di sonnambulismo
Anticonvulsivante (arresta le convulsioni)	Convulsioni causate da droghe o farmaci, alcune forme di epilessia
Amnesica (induce amnesia)	Indebolimento della memoria di breve periodo. Sono utili nella premedicazione per operazioni chirurgiche e sedazione per piccoli interventi

Tabella: Azione farmacologica e uso clinico delle benzodiazepine.

Le benzodiazepine finiscono la loro azione nel corpo venendo eliminate dal fegato. Nell'anziano e nel paziente con alterata funzionalità epatica (cirrosi, epatiti croniche, scompenso cardiaco) tali farmaci vengono pertanto sconsigliati.

Le conseguenze di un accumulo di farmaco a livello del cervello potrebbero condurre a eccessiva sonnolenza e sedazione, grave debolezza, alterata performance motoria e cognitiva, ipotensione ortostatica e in ultimo al coma.

Le benzodiazepine si dividono per durata di azione ed effetto sull'organismo (ansiolitico, antiepilettico o ipnoinducente). Per indurre il sonno si preferisce utilizzare dapprima le benzodiazepine a breve emivita, in modo da promuovere buone performance il giorno successivo. Di fatto, molti pazienti, anche anziani, utilizzano da anni benzodiazepine ad azione media.

Effetti e conseguenze indesiderati delle benzodiazepine

Per effetto *rebound* si intende la ricomparsa accentuata della sintomatologia per la quale un farmaco è stato prescritto, una volta che ne viene attuata la sospensione in modo più o meno veloce.

In caso di benzodiazepine prescritte per disturbi del sonno, potranno comparire difficoltà a addormentarsi e risvegli notturni, più osservabili nel caso di uso di benzodiazepine a emivita breve o ultrabreve.

La tolleranza e l'*augmentation* sono situazioni in cui si rende necessario l'impiego di dosi sempre maggiori di farmaco per mantenere gli effetti clinici desiderati.

Gli effetti indesiderati più frequenti delle benzodiazepine sono così riassumibili:

- Sedazione eccessiva.
- Interazione con altri farmaci.
- Turbe della memoria.
- Effetti stimolanti paradossi – insonnia *rebound.*
- Depressione – ottundimento emozionale.
- Effetti collaterali in gravidanza.
- Tolleranza – *augmentation.*
- Dipendenza.

A questi tuttavia devono essere associati:

- Maggior rischio di incidenti stradali, domestici e lavorativi.
- Maggior rischio di comportamento aggressivo e aggressioni fisiche.

Altre categorie di farmaci utilizzati nei disturbi del sonno

Abbiamo già accennato nel corso della descrizione dei vari disturbi agli *zeta drugs*: zolpidem, zaleplon e zopiclone sono il più nuovo e senza dubbio più moderno fronte farmacologico per indurre sonno con molecole ad azione breve (emivita da due a sei ore), particolarmente indicati per forme di insonnia di recente insorgenza.

Sono farmaci ipnotici non benzodiazepinici, con deboli attività ansiolitiche, miorilassanti e anticonvulsivanti.

Lo zolpidem è efficace nell'indurre e successivamente mantenere i parametri fisiologici del sonno agendo sugli stadi profondi (3 e 4), determinando una rapida induzione dell'addormentamento (quindici-trenta minuti dalla somministrazione) e, a differenza delle benzodiazepine, non modifica la fase di sonno REM. Riduce inoltre il numero di risvegli notturni e il tempo di veglia notturna, e prolunga infine la durata del sonno totale.

Le differenze tra gli *zeta drugs* e le benzodiazepine potrebbero essere spiegate da una selettiva affinità che i primi possiedono nei confronti del principale sito recettoriale tra tutti quelli utilizzati dalle benzodiazepine.

I farmaci anti-Parkinson più recenti (mirapexolo) possono essere usati per trattare la sindrome delle gambe senza riposo e disturbi del movimento periodico degli arti.

La melatonina è stata illustrata nel contesto del trattamento dell'insonnia.

L'uso di antidepressivi a scopo ipnoinducente è giustificato solo quando i farmaci benzodiazepinici siano controindicati o a rischio (come nel caso di soggetti alcolisti, tossicodipendenti, pazienti con demenza precoce o intolleranza alla categoria di farmaci), oppure se il disturbo del sonno è espressione di altra patologia.

Gli oppiacei, come codeina, ossicodone, metadone, e dihydromorphone possono essere usati per trattare una gravissima sindrome delle gambe senza riposo che non risponda al trattamento classico.

Antinarcolettici, come il modafinil, possono essere utilizzati per migliorare lo stato di veglia durante il giorno in coloro che soffrono appunto di narcolessia.

Il sodio oxibato è un altro farmaco che può controllare l'eccessiva sonnolenza diurna e la perdita del controllo muscolare nelle persone con narcolessia.

Il suvorexant è stato approvato dalla FDA nell'agosto 2014 ed è il primo antagonista del recettore orexina per l'insonnia, coinvolto nella regolazione del ciclo sonno-veglia e con un ruolo nel mantenere la veglia.

Ultimi, ma non meno importanti nella pratica clinica, i farmaci "stabilizzatori dell'umore", che possono essere molto utili nei casi di disturbo del sonno associato ad altre patologie, sia neurologiche sia legate a invecchiamento:

- Carbamazepina.
- Valproato di sodio.

- Gabapentin.
- Quietapina.

Interventi farmacologici nel trattamento dell'insonnia nell'anziano

A livello mondiale, il prolungamento della speranza di vita media ha portato a un rapido aumento della popolazione anziana e in Italia questo fenomeno è molto rilevante. Sempre di più gli anziani richiedono interventi in grado di migliorare la qualità del loro sonno, possibilmente senza fare uso di farmaci o, nel caso si decida di utilizzarli, senza effetti collaterali ed eventuali reazioni avverse.

Se si ritiene opportuno adottare una terapia farmacologica per migliorare il sonno di un soggetto anziano, i farmaci scelti dovranno essere valutati in merito alla loro tollerabilità generale, alla necessità di aumentarne le dosi una volta assunti, al fenomeno dell'insonnia di ritorno (succede talvolta al momento di sospenderli) e ai possibili disagi che queste sostanze possono provocare durante il giorno.

L'intervento farmacologico dovrà essere di breve durata, poiché se l'effetto di un farmaco si protrae durante il giorno, l'azione sedativa residua potrebbe essere deleteria tanto quanto l'insonnia. Inoltre, non bisogna dimenticare che l'anziano trattato con farmaci per il sonno spesso ha la necessità di alzarsi la notte per urinare e, quindi, potrebbe presentare un maggior rischio di cadute accidentali.

I farmaci attualmente più utilizzati per il trattamento dell'insonnia nell'anziano sono le benzodiazepine, tra cui ricordiamo il lorazepam e l'alprazolam.

Abbiamo già sottolineato l'importanza di non assumerne per più di due settimane e in continuità e abbiamo accennato agli effetti collaterali come sonnolenza diurna, vertigini e compromissione di funzionalità basilari, che possono essere ancora più dannosi nel caso degli anziani: basti pensare a quanto possono facilitare indirettamente temibili cadute.

È utile, inoltre, evidenziare un altro rischio molto frequente. Il soggetto anziano autosufficiente con insonnia, anche in ragione di una sua indubbia "esperienza" con i farmaci, cerca ormai "la pillola", una sola sostanza che possa risolvere i suoi problemi, talora presenti da molti anni. L'automedicazione, favorita da un'indiscutibile ma altrettanto pericolosa dimestichezza con i farmaci, è quindi un fenomeno crescente e pericoloso, di cui tenere debito conto.

In più, gli anziani sono spesso sottoposti a trattamenti farmacologici molto complessi a causa della presenza di tante patologie. Solamente l'uso corretto dei farmaci, prescritti dal medico di base, in collaborazione con un esperto del sonno, può ridurre al minimo i rischi di un'inappropriata assunzione di sostanze in grado di indurre il sonno.

Infine, anche per il paziente anziano l'uso di un diario del sonno sembra essere un primo irrinunciabile e poco faticoso passo per il controllo e il trattamento di questi disturbi.

15

IL SONNO NEL WEB

Quando un paziente viene in studio per una prima visita, chiedo sempre se sia stato inviato da un collega o, al contrario, se abbia deciso da solo di sottoporsi a un controllo del proprio sonno.

Oggi, oltre la metà dei pazienti richiede una visita di propria iniziativa, dopo aver cercato con i mezzi informativi a sua disposizione (parenti, amici, televisione, radio, internet, social network) uno specialista che possa rispondere alle proprie personali necessità. Spesso dopo grande fatica, data la naturale complessità che richiede l'identificazione di un medico che si occupi di disturbi del sonno.

Come già accennato, il 95% circa dei soggetti non solo non ha una diagnosi di disturbo del sonno – dato quanto mai allarmante – ma per lo più non possiede gli strumenti conoscitivi per correlare i sintomi che presenta ogni giorno (talora severe manifestazioni di insonnia o apnee notturne) con le relative patologie.

Uno dei principali approcci di chi non riesce a ottenere un sonno soddisfacente è la navigazione in rete. Tuttavia, cercare nel web una risposta ai propri bisogni non è del tutto semplice, specialmente se si tratta di patologie mediche. Spesso, già identificare con sicurezza i termini in grado di descrivere la propria condizione può essere molto difficile;

allo stesso modo non è scontato trovare qualcuno che li usi in modo competente. I termini medici sono già essi un primo ostacolo a ogni ricerca.

Per quello che concerne i disturbi del sonno, la Fondazione per la Ricerca e la Cura dei Disturbi del Sonno ha commissionato un'indagine che ha rivelato dati veramente sorprendenti.

I termini (parole o frasi) con i quali gli utenti del web hanno cercato una risposta alle necessità determinate dal loro disturbo del sonno, valutati nell'arco di un mese, sono stati più di settecentocinquanta. Sono state prese in considerazione tre basilari ricerche sul sonno:

- Dormo male.
- Disturbi del sonno.
- Malattie del sonno.

I titoli delle pagine con il miglior posizionamento su Google e la maggiore diffusione sui social mostrano che anche se da un lato i sistemi operativi cercano costantemente di associare i bisogni all'identificazione della pagina richiesta, i termini di ricerca più frequenti sono estremamente numerosi e non sempre immediatamente connessi al problema che si cerca di risolvere.

Alcuni di questi sono:

- Sonnolenza durante il giorno.
- Sonnolenza e stanchezza.
- Stanchezza alle gambe e sonnolenza.
- Sindrome delle gambe stanche cura.
- Stanchezza mentale e fisica.

- Terapia del sonno.
- Soffocamento notturno cause.
- Soluzioni per non russare.
- Apparecchio per non russare.
- Sonnambulismo adulti.
- Tisane rilassanti per dormire.
- Sonno improvviso.
- Colpi di sonno improvvisi.
- Tra veglia e sonno.
- Problemi di memoria.
- Problemi di respirazione notturna.
- Rimedio contro il russare.
- Mal di testa e sonnolenza cause.
- Disturbi del sonno rimedi naturali.
- Cura del sonno come funziona.

Il mio suggerimento per le ricerche in rete è di utilizzare sempre parole semplici e di cui si conosce con sicurezza il significato. I termini relativi a sintomi o patologie, di cui ci siamo serviti in questo testo, possono essere già una buona base di partenza per eventuali ricerche nel web.

Per ulteriori approfondimenti, riporto un elenco dei siti che svolgono da anni il compito di divulgazione sul tema della medicina del sonno:

www.salute.gov.it/portale/salute
Portale del ministero della Salute.

www.narcolessia.it
Sito dell'Associazione Italiana Narcolettici.

http://www.istitutobeck.com
Sito dell'Associazione scientifico-professionale "Istituto A.T. Beck".

www.aci.it
Indicazioni sulla sicurezza alla guida.

www.aasmnet.org
Sito dell'American Academy of Sleep Medicine (AASM), la più prestigiosa associazione professionale al mondo, dedicata esclusivamente alla medicina del sonno.

www.sleepfoundation.org
Sito della National Sleep Foundation, da venticinque anni dedicata al miglioramento della salute e del benessere e alla prevenzione di incidenti attraverso l'educazione alla medicina del sonno.

www.mayoclinic.org
Sito della Mayo Clinic, da centocinquant'anni conosciuto come "l'ospedale della speranza dove non c'è speranza" al top per la ricerca medica e l'innovazione, anche della medicina del sonno.

www.sleepassociation.org
Sito dell'American Sleep Association® (ASA), fondata nel 2002 da medici del sonno e scienziati che hanno riconosciuto necessario formare operatori sanitari e pubblico nella medicina del sonno.

CONCLUSIONI

I capitoli che abbiamo condiviso ci accompagnano a conoscere più approfonditamente il misterioso mondo del sonno. Sono stati trattati gli aspetti regolatori principali e alcuni tra i disturbi più comuni, e possiamo ora riesaminare con maggiore chiarezza alcuni problemi legati al mancato riposo o alla sensazione di non aver tratto dal dormire il ristoro sperato.

Se nell'affrontare la prescrizione di una dieta per un bambino iperalimentato e obeso vi è un'unanime consapevolezza che il lavoro dovrà essere svolto sia sul piccolo sia sulla sua famiglia, in pochi hanno preso coscienza di quanto sia invece problematico identificare e annullare gli stimoli che derivano dalla pubblicità o da nuovi modelli alimentari. Questi, senza controllo, agiscono sul giovane in questione e rappresentano forse il vero ostacolo alla riduzione del peso nelle persone.

Stesso discorso per il sonno e la sua cronica privazione. Anche in questa situazione non va ignorata la potenza degli stimoli esterni che spingono a una vita lavorativa e sociale senza orario, ma che a differenza del cibo potrebbero essere controllati con maggiore giudizio, talora rinunciando a qualche ora persa davanti a schermi che ci illudono di aver trovato il nostro spazio vitale.

D'altra parte è piuttosto inutile invocare misure di vita

monacali o sollecitare stili di vita irrealizzabili se per farlo dobbiamo affannarci in tre lavori o siamo vittime dell'ansia perché non ne abbiamo affatto. Spesso, siamo noi a scegliere (apparentemente) lo stile che limita le ore del nostro sonno, e nella necessità di trovare un pur piccolo spazio per noi stessi, schiacciati da un'infinita serie di responsabilità, ci riduciamo a farlo sempre la sera a discapito del dormire, sviluppando una cronica perdita di sonno, che definiamo di tipo autoindotto.

Ma dobbiamo anche fare i conti con il fascino di città molto attive, con tanti stimoli, e questo aspetto della nostra esistenza non può più essere limitato (peraltro solo a parole).

Ogni due settimane, nel tornare da Firenze, attraverso con il taxi un tratto di strada, che va dalla stazione a casa e da alcuni mesi ho notato spiccare su un palazzo la curiosa insegna di un supermercato, grande e rossa, costituita da due soli numeri: 24/7.

Si tratta di una comunicazione alquanto efficace sull'orario di apertura dell'attività: ventiquattr'ore al giorno per sette giorni la settimana. Risulta finalmente possibile, per tutti coloro che escono tardi dal lavoro o che sono turnisti, trovare qualcosa da acquistare. Ma di fatto, quei due numeri ci ricordano quanto alcuni passaggi della vita contemporanea possano risultare trascurati se non veramente ignorati: molta parte della realtà circostante ci spinge a vivere come se la differenza tra giorno e notte potesse essere elusa e, idea ancora più pericolosa, come se dormire fosse facoltativo o addirittura un'autentica perdita di tempo.

Non auspico, beninteso, come hanno scritto i ricercatori che si sono occupati del sonno di tribù semiprimitive di cui abbiamo parlato nel corso di questo libro, una società di persone che si addormentino con il buio e che prima dell'alba siano in piedi per raccogliere frutta o ortaggi o per cacciare tutto il giorno. Ben venga un momento di distrazione.

Non posso che essere soddisfatto dell'esistenza di attività aperte anche la notte, visto che un terzo della popolazione lavorativa fa i conti con turni o con due o anche tre lavori. E che volendo ci si possa vedere in un bar con gli amici "tirando tardi" dopo una lunga e dura giornata di lavoro. O comprare un regalo ai nostri cari tornando da un viaggio, senza trovarsi in una città che già alle sette della sera è praticamente terra di nessuno. O ancora avere notizie da un canale televisivo in contatto con tutto il mondo, appunto ventiquattr'ore al giorno. Per non parlare della possibilità di avere cure mediche senza sosta, e poi taxi, voli, trasporti e tanto altro.

Trattando dei disturbi del sonno, a mio giudizio, si demonizza eccessivamente l'attività umana serale o notturna, resa possibile da una diversa organizzazione dei grandi centri urbani. Che il mondo industrializzato si sviluppi in questo senso, non è solo merito o colpa dell'elettricità: anche in passato il fuoco e le candele offrivano l'opportunità a soggetti di tutte le classi sociali di fare tardi o di elaborare cerimonie e complessi riti religiosi notturni, pur dovendo alzarsi all'alba. Solo che oggi inizia a divenire uno stile di vita esageratamente diffuso, non riservato a una élite di attori di teatro o personaggi della televisione ma come tutti ben osserviamo in grado di coinvolgere indistintamente tutti.

Non c'è più "carosello" per i bambini o il cartello di fine trasmissioni TV RAI EIAR (per di più con un solo canale televisivo) per ricordare e condizionare il momento in cui andare a letto.

Ciò che invece risulta oggi pericoloso per la nostra salute, è la consapevolezza che il dormire venga sacrificato non per scelta personale, ma per induzione. Il altre parole, i sistemi di vita attuali considerano il sonno come un momento comprimibile a piacimento; nessuno, all'apparenza, si cura del fatto che un soggetto, privato di un riposo efficiente, evidenzi fin da subito sintomi da carenza di sonno, come abbiamo già ampiamente discusso in precedenza; a livello sociale, questi segnali si combineranno rapidamente in un minore senso critico generale e in ultima analisi le persone potrebbero risultare più disponibili a comportamenti massificati (o ad acquisti inutili).

Guardo ormai con diffidenza le pubblicazioni o gli articoli che spendono parole in favore dei brevi dormitori, di stili di vita prevalentemente notturni (non per lavoro), con l'esaltazione delle imprese letterarie o cinematografiche di chi dorme quattro-cinque ore per notte o anche meno. Chi ne scrive, quasi sempre, non ha mai visitato un paziente né curato una disfunzione del sonno, ma potrebbe essere in grado di disinformare le persone meno consapevoli con falsi miti e idee fuorvianti.

Gli effetti patologici della privazione di sonno, costituiscono ormai stabili conoscenze scientifiche da oltre venticinque anni.

Ma non basta.

Quando iniziai a occuparmi di sonno, circa vent'anni or sono, già disponevamo di molti dati riguardanti l'alta incidenza dei disturbi nella popolazione e speravo veramente che in un arco di tempo, realisticamente immaginato di alcuni anni, il divario esistente tra una domanda di diagnosi e cure e le forze mediche in campo si potesse ridurre per fornire alla popolazione le attenzioni necessarie. Ma non è andata così. Le istituzioni hanno semplicemente dimenticato l'esistenza della Medicina del sonno.

Come allora, gli unici elenchi (parziali) di Centri del

sonno in Italia vengono forniti da associazioni scientifiche e non dal Sistema sanitario nazionale e il loro numero e localizzazione oggi è per lo più simile a quello riscontrabile in alcune pubblicazioni dei primi anni Novanta, con enormi lacune nel Centro-Sud del Paese.

Non esiste un insegnamento strutturato di Medicina del sonno. Non si tratta di istituire una specializzazione, ma di formare i medici a una materia complessa le cui competenze trasversali abbracciano molte discipline e interessano molti apparati. Le diverse complicanze dovute alla deprivazione di sonno rappresentano un indubbio esempio di come la materia coinvolga molti specialisti.

La sola perdita del ritmo circadiano, per esempio, influenza la temperatura corporea, la sintesi ormonale, l'attività cardiaca e il tono muscolare, l'equilibrio psichico, la memoria, l'attività cognitiva, la pressione arteriosa, i principali indicatori del metabolismo e il peso corporeo.
Pertanto, non dovrebbe stupire che negli Stati Uniti la certificazione di medico del sonno sia appannaggio di quattro diverse commissioni mediche: Medicina interna, Pediatria, Otorinolaringoiatria e Psichiatria/Neurologia.

La vera prospettiva multidisciplinare, che è il presupposto dell'attività della Fondazione per la Ricerca e la Cura dei Disturbi del Sonno Onlus, di cui sono direttore scientifico, è costituita quindi da un approccio metodologico, che cerca di andare al di là della somma delle parti. Tale visione è trasferita direttamente alla pratica clinica, all'assistenza e cura del paziente, che vede nei nostri centri afferire un considerevole numero di specialisti in grado di affrontare le diverse problematiche emergenti in un paziente con disturbi del sonno.

Rispetto ad altre branche della medicina, infatti, questo settore è stato caratterizzato sin dall'inizio da esperienze di neurologia, medicina interna, otorinolaringoiatria, pneumologia, cardiologia, odontoiatria, endocrinologia, geriatria, neuro-psico-farmacologia, neuroscienze, scienze infermieristiche, pediatria, psichiatria, psicologia.

L'insufficiente presenza di esperti del sonno negli istituti universitari e negli ospedali, figure professionali che in Italia sono collocate in prevalenza nel Nord del Paese e in facoltà con pochi studenti, determina logicamente che pochi medici entrino in contatto con la Medicina del sonno.

Se non esiste l'insegnamento di tale disciplina presso le facoltà di Medicina delle università italiane, proliferano invece (e necessariamente) i corsi a pagamento di varie società scientifiche; questa anomala condizione restringe la formazione di nuovi medici e ricercatori e conseguentemente l'offerta di cure alla popolazione.

Dato il numero limitato di esperti del sonno a livello nazionale e il loro raggruppamento in una manciata di istituzioni, c'è in Italia una base di conoscenze sufficienti per dare una risposta strutturata e adeguata a un problema così diffuso e per arginare le conseguenze socio-economiche negative per il sistema Paese?

E c'è la necessità di giustificare la creazione di una organizzazione interdisciplinare della Medicina del sonno nelle nostre istituzioni sanitarie?

La mia risposta è sì.

Un sì forte, deciso, convinto e suffragato dai fatti e dalla consapevolezza del gap organizzativo accumulato nei confronti di molti Paesi. All'estero la situazione è infatti sicuramente migliore: si passa da un centro ogni duecentomila abitanti in Belgio e Stati Uniti a uno ogni settecentomila in Gran Bretagna. I dati sul numero di centri del sonno in Italia sono ancora oggi piuttosto limitati e secondo alcune tabelle dovremmo avere un centro ogni due milioni di abitanti. A dispetto di dati piuttosto parziali, non è per fortuna così, e in molti ospedali si cerca di ottenere la presenza di almeno un medico che esegua la polisonnografia. Spesso però questo professionista è solo e con il limitato tempo che resta al termine di una lunga attività settimanale in corsia e ambulatorio.

Ma perché è difficile istituire un centro multidisciplinare che si occupi di sonno?

Gli ostacoli più frequenti sono determinati dalla vastità della preparazione necessaria, dalla competizione con le singole discipline da cui provengono i medici, dalla difficoltà nel creare percorsi di carriera al di fuori della struttura interdisciplinare e infine da una errata percezione di ridotti sbocchi professionali.

I tentativi di soluzione non possono tuttavia eludere i problemi attualmente sul campo:

- Il numero di medici o tecnici formati alla diagnosi e cura dei disturbi del sonno a livello nazionale è insufficiente.
- Da troppo tempo l'offerta è nettamente inferiore alla domanda.
- La mancanza di personale specializzato agisce oggi come un ostacolo strutturale allo sviluppo di programmi multidisciplinari.
- Poche altre patologie risultano tanto trascurate sia sotto l'aspetto formativo che nell'assistenza al paziente.

La conseguenza è che, restando queste le forze in campo, la gran parte dei soggetti affetti da disturbi del sonno e ancor più quelli affetti da OSAS non avrà mai una diagnosi.

Altro elemento di non poco conto è l'incertezza che regna tra i pazienti che ricevono un'indicazione a eseguire genericamente una polisonnografia senza che sia specificato il quesito diagnostico (la ragione per cui un curante ritiene utile e appropriato eseguire l'esame). È determinante chiedere sempre che sia riportata con chiarezza la ragione della richiesta.

Dopo vent'anni e oltre di lavoro nella Medicina del sonno, nonostante le criticità che sono sotto gli occhi di tutti i pazienti e di coloro che si occupano di questa materia, conservo il mio ottimismo iniziale e spero che la spinta proveniente dai cittadini che chiedono di essere assistiti e curati anche per i disturbi del sonno, e a cui è rivolto questo libro, costituisca un potente stimolo affinché una nuova generazione di medici appassionati di questa disciplina si assuma tutte le responsabilità necessarie all'attuazione di un disegno così ambizioso e aiuti i pochi colleghi che sono oggi in campo.

APPENDICE I

Altri esami strumentali per studiare il sonno e altre note sulla polisonnografia

Abbiamo già incontrato alcuni esami fondamentali per lo studio del sonno e la diagnosi dei diversi disturbi (la polisonnografia, il MLST, la *sleep endoscopy*). Ma anche altre indagini possono essere strumenti utili.

Actigrafia

Si tratta dell'indagine strumentale più semplice e meno costosa per la valutazione del sonno notturno.

L'actigrafia è infatti una metodica che permette un monitoraggio protratto del movimento (veglia) e di marcata riduzione di movimento (sonno) e rappresenta un indice sufficientemente oggettivo del ritmo sonno-veglia. Si utilizza un apparecchio grande come un orologio, che può essere posizionato al polso o a un arto inferiore. Gli impieghi classici dell'actigrafia sono gli studi del ritmo circadiano e le misurazioni del rapporto riposo-attività come indice del ritmo sonno-veglia.

Lo strumento contiene sensori molto sensibili al movimento che trattengono in memoria tutti i segnali inviati dal corpo, i quali vengono poi tradotti in un grafico dopo un periodo variabile di impiego (anche sette giorni).

Possono essere parallelamente registrati anche i livelli di

rumore e di luce, consentendo così di valutare obiettivamente sia gli schemi del sonno sia l'ambiente in cui si dorme.

Lo studio actigrafico è indicato nei disturbi del sonno caratterizzati da anticipo o ritardo della fase di addormentamento e nei soggetti sottoposti a lavoro a turni o jet lag, nell'ipersonnia, per l'analisi dei ritmi circadiani e nel monitoraggio dei bambini con iperreattività; infine, consente di esaminare il tremore del morbo di Parkinson e di valutare la terapia farmacologica. In caso di insonnia, quest'analisi permette di osservare l'eventuale abnorme e abbondante presenza di movimenti notturni.

È facilmente accettata dal paziente e può essere utilizzata come supplemento di diario del sonno.

La pulsossimetria dinamica

La pulsossimetria dinamica è una metodica diagnostica piuttosto sofisticata. Si effettua con un piccolo apparecchio portatile in grado di valutare i seguenti parametri: curva pletismografica, frequenza cardiaca, saturazione di ossigeno, indice di perfusione. Un piccolo sensore viene posizionato all'estremità di un dito (nei bambini anche del lobo dell'orecchio) per un tempo di osservazione stabilito e un software aiuterà a decodificare i dati.

È anche un componente essenziale del polisonnigrafo.

Escludendo in questa trattazione l'utilizzo in campo pneumologico, la pulsossimetria trova un impiego limitato nei disturbi respiratori del sonno. Infatti, le più recenti linee guida per la diagnosi dei disturbi del sonno indicano nella polisonnografia la metodica strumentale indispensabile per formulare una corretta diagnosi sia nell'adulto sia nel bambino, e da molti anni non si fa più menzione della pulsossimetria.

Tuttavia quest'ultima, secondo il parere di molti medici e in modo empirico, potrebbe ancora essere utilizzata nello screening dei pazienti a rischio di OSAS. In un settore come la patologia respiratoria nel sonno, dove la carenza di diagnosi lascia ancora non trattate centinaia di migliaia di persone e dove le risorse limitate di molti centri non offrono, nell'immediato, la possibilità di ovviare a questo problema, queste ipotesi sono indubbiamente avvolte da un fascino non trascurabile.

L'adozione di sistemi diagnostici a basso costo come la pulsossimetria (tenendo in debita considerazione gli evidenti e ben descritti limiti della metodica nella diagnostica delle apnee notturne) potrebbe comunque aiutare medici e operatori sanitari, che non dispongono dell'aiuto di colleghi esperti in medicina del sonno, a identificare soggetti a rischio da indirizzare successivamente a studi più completi.

Resta tuttavia da precisare come nei bambini non vi sia alcuna indicazione a effettuare una pulsossimetria dinamica come test di screening per le apnee ostruttive: molto meglio effettuare una corretta anamnesi, un'accurata visita e un attento ascolto di quanto riferito dai genitori (comportamenti a casa e a scuola, sonnolenza o ipereccitabilità, disattenzione, inappetenza, scarsa crescita), anche con l'aiuto di video realizzati a casa dai genitori stessi.

Polisonnografia nella sindrome delle apnee notturne (ostruttive e centrali)

La diagnosi di sindrome delle apnee notturne non può prescindere da una valutazione strumentale condotta per l'intera durata della notte.

Lo studio polisonnografico è l'esame diagnostico che identifica con certezza l'esistenza e l'entità delle apnee notturne ed è in grado di rilevare le modificazioni neurologiche e cardiovascolari caratteristiche di questa patologia. Protocolli italiani e internazionali precisano le modalità delle procedure diagnostiche in questione.

Prima di avviare un paziente a uno studio polisonnografico, è necessario valutare le seguenti condizioni:

- Russamento abituale e persistente.
- Pause respiratorie nel sonno riferite dal partner o da familiari.
- Risvegli con senso di soffocamento.
- Sonnolenza diurna.

E inoltre questi segni:

- BMI > 29 Circonferenza collo > 43 cm (M) o 41 cm (F).
- Alterazioni cranio-facciali e anomalie oro-faringee (situazioni anatomiche che determinano una riduzione del calibro delle prime vie aeree).

La polisonnografia è un esame caratterizzato da diversi gradi di complessità, che possiamo così illustrare:

- *Monitoraggio notturno cardiorespiratorio ridotto.* Consiste nella registrazione dei seguenti quattro parametri: rumore respiratorio o flusso aereo oro-nasale, frequenza cardiaca, livelli di ossigeno nel sangue, posizione corporea. Questa metodica permette l'identificazione indiretta degli eventi respiratori attraverso l'ossimetria (eventi di desaturazione), ma non permette l'identificazione dei diversi tipi di alterazioni di respiro notturno né dei periodi di sonno (per esempio la distinzione tra sonno non-REM e sonno REM). Non è quasi più utilizzata per i suoi intrinseci limiti diagnostici.

- *Monitoraggio notturno cardiorespiratorio completo.* A uno stadio maggiore di complessità abbiamo la registrazione dei seguenti parametri: rumore respiratorio, flusso aereo oro-nasale, movimenti del torace e dell' addome, frequenza cardiaca, livelli di ossigeno nel sangue, posizione corporea durante il sonno. Questa metodica permettc invece l'identificazione diretta degli eventi respiratori ma non la valutazione dei periodi di sonno né la distinzione fra sonno non-REM e sonno REM.
- *Polisonnografia notturna con sistema portatile* L'evoluzione tecnologica ha consentito di produrre sistemi di registrazione più articolati dei precedenti, ma sempre portatili; con questi apparecchi è possibile la registrazione dei seguenti parametri: elettroencefalogramma, elettrooculogramma, elettromiografia sottomentoniera (per precisare il sonno REM attraverso l'atonia muscolare), rumore respiratorio, flusso aereo oro-nasale, movimenti respiratori toracici e addominali, elettrocardiogramma, pressione arteriosa, livelli di ossigeno nel sangue, posizione corporea, il movimento degli arti. È consentito così lo studio del sonno, il riconoscimento della sua strutura e la identificazione diretta degli eventi respiratori.
- *Polisonnografia notturna in laboratorio.* Questo esame va eseguito in un laboratorio del sonno sotto diretto controllo del tecnico per tutto il tempo di registrazione. Il paziente dorme in una stanza da solo, mentre il sistema di registrazione corredato di registrazione video va collocato in una stanza attigua. Costoso, viene riservato a situazioni particolarmente impegnative sotto il profilo diagnostico (disturbi comportamentali della fase REM, sonnambulismo).

APPENDICE II

Il diario del sonno e altri test di autovalutazione

I disturbi del sonno, sia in acuto sia nel lungo periodo, determinano alcuni disturbi diurni, principalmente di tipo neurologico cardiovascolare e immunologico. Questi disturbi possono causare vere patologie e il loro trattamento richiede specifiche cure mediche.

Come abbiamo detto, la diagnosi non può prescindere da un'accurata anamnesi medica, che, con l'aiuto del paziente, può giovarsi di alcuni supporti come il diario del sonno, così come di alcuni test specifici.

Che cos'è un diario del sonno?

Un diario del sonno è ciò che intuitivamente sembra: una traccia scritta del proprio sonno. Si può creare – ed è bene farlo nel momento in cui ci si rende conto di poter avere un disturbo del sonno – registrando le risposte a una serie di domande relative al sonno ogni mattina.

Tali quesiti comprendono:

- A che ora sei andato a dormire e quando ti sei svegliato?
- Quanto tempo hai dormito?
- Come è stata la qualità del sonno?

- Ti sei svegliato durante la notte? Quante volte? Quando? Per quanto tempo?
- Quanta caffeina hai consumato nella giornata? Quando?
- Quanto alcol hai consumato? Quando?
- C'è qualche stress emotivo che angoscia i tuoi pensieri?
- Hai assunto farmaci o altre sostanze? Quando?
- Che cosa hai mangiato e quando?

Le risposte a questo elenco di domande possono essere indizi molto importanti che aiuteranno a raggiungere l'origine dei problemi legati al sonno.

Test diagnostici e di screening

I test di screening possono essere utilizzati per identificare alcune delle caratteristiche inequivocabili di un disturbo del sonno. Ne esistono molti, ma solamente alcuni hanno ricevuto una "consacrazione".

In particolare, l'altissima percentuale di popolazione che non sa di essere affetta da OSAS, e che probabilmente non riceverà mai l'indicazione a effettuare uno studio polisonnografico, rappresenta una vera e propria sfida per chi si occupa di sonno e un serio problema per i cardiologi, i neurologi, gli anestesisti, i rianimatori e infine per le compagnie assicurative, data l'elevata percentuale di incidenti da colpo di sonno.

Recenti indagini hanno evidenziato infatti come la presenza di OSAS nei candidati a intervento chirurgico sia superiore a quella della popolazione generale e variabile a seconda del tipo di intervento. In particolare, circa sette pazienti su dieci inviati alla chirurgia bariatrica (una branca della chirurgia che si prefigge di risolvere l'obesità severa) hanno mostrato positività per OSAS.

ISTRUZIONI

1. Scrivi la data, il giorno della settimana e il tipo di giornata: scuola, lavoro, vacanza, malattia ecc.
2. Contrassegna con la lettera C l'assunzione di caffè, Coca-Cola o tè. Con la lettera M i farmaci. Con la lettera A l'alcol. Con la lettera E l'attività fisica.
3. Traccia una linea (I) quando vai a letto. Colora i quadrati in cui tu pensi di aver dormito.
4. Colora i quadrati in cui pensi di aver dormito, sia durante la notte, sia durante un eventuale riposino pomeridiano.
5. Lascia vuoti i quadrati in cui pensi di esserti svegliato la notte e di essere stato sveglio durante il giorno.

UN ESEMPIO (PRIMA RIGA): Giorno 12/06, lunedì, giornata di lavoro, ho camminato 30 minuti dopo il mio pranzo alle ore 14, ho preso un aperitivo prima di cena alle ore 19, sono andato a dormire alle ore 23 e mi sono addormentato a mezzanotte circa; ho avuto un risveglio alle 4 del mattino poi ho dormito ancora due ore fino alle 7; ho fatto colazione con del caffè e alle 8 del mattino ho assunto le medicine.

DIARIO DEL SONNO – DUE SETTIMANE

Data	Giorno della settimana	Tipo di giornata Lavoro, scuola, vacanza, salute	12:00	13	14	15	16	17	18:00	19	20	21	22	23	24:00	01	02	03	04	05	06:00	07	08	09	10	11	
12	Lunedì	Lavoro			E					A				I								C	M				
																											Settimana 1
																											Settimana 2

Figura 7. Diario del sonno.

Per questo motivo, l'impiego principale di questi test consiste per lo più nell'identificazione di questi soggetti, resa possibile anche grazie al fatto che si tratta di procedure a basso costo e facilmente applicabili su grandi numeri. La loro somministrazione ha il naturale vantaggio di indirizzare le scarse risorse esistenti nei confronti di una popolazione selezionata sulla base dei test, riducendo quanto più possibile il numero di esami negativi.

Di grande utilità, sia dal punto di vista scientifico che nella pratica medica, sono dei test chiamati rispettivamente: Scala di Epworth e STOP BANG.

Il primo è senza dubbio il test più impiegato nei casi di sonnolenza diurna. Si compila velocemente ed è definito "autosomministrato", in quanto il paziente deve rispondere senza l'aiuto del medico.

Si tratta di valutare la propria tendenza a addormentarsi in otto situazioni ritenute comuni.

Test Scala di Epworth

Che probabilità ha di appisolarsi o di addormentarsi nelle seguenti situazioni, indipendentemente dalla sensazione di stanchezza?

La domanda si riferisce alle usuali abitudini di vita nell'ultimo periodo. Qualora non si sia trovato di recente in alcune delle situazioni elencate sotto, provi a immaginare come si sentirebbe. (È importante rispondere a ogni domanda nel migliore modo possibile.)
Utilizzare la seguente scala per scegliere il punteggio più adatto a ogni situazione:

0 = Non mi addormento mai
1 = Ho qualche probabilità di addormentarmi
2 = Ho una discreta probabilità di addormentarmi
3 = Ho un'alta probabilità di addormentarmi

1. Seduto mentre leggo	[ ]
2. Guardando la TV	[ ]
3. Seduto, inattivo in un luogo pubblico (teatro, conferenza)	[ ]
4. Passeggero in automobile, per un'ora senza sosta	[ ]
5. Sdraiato per riposare nel pomeriggio, quando ne ho l'occasione	[ ]
6. Seduto mentre parlo con qualcuno.	[ ]
9. Seduto tranquillamente dopo pranzo, senza avere bevuto alcolici	[ ]
8. In automobile, fermo per pochi minuti nel traffico	[ ]
TOTALE	[ ]

Risultato: Se il punteggio totalizzato è superiore a 10, ciò è indicativo di una sonnolenza diurna eccessiva.

Per quanto semplice, questo test è attualmente il modo migliore per identificare coloro che soffrono di eccessiva sonnolenza diurna. Un punteggio superiore a 10, infatti, si rileva solamente nella sindrome delle apnee ostruttive notturne, in alcune forme di ipersonnia e nel morbo di Parkinson.

— — — — — — — — — — — —

Il questionario STOP BANG, altrettanto semplice ma molto indicativo, prende il nome dalle iniziali in inglese delle parole (concetti) che compongono le otto domande. Vediamone lo svolgimento in dettaglio:

Test STOP BANG

1. Russamento (SNORING) Russi più rumorosamente del parlare o abbastanza da essere udito attraverso una porta chiusa?	[Sì] [No]
2. Stanchezza (TIRED) Ritieni di essere stanco o affaticato oppure sonnolento durante il giorno?	[Sì] [No]
3. Osservazione del sonno (OBSERVED) Qualcuno ha osservato un arresto del respiro (pausa respiratoria) durante il tuo sonno?	[Sì] [No]

4. Pressione arteriosa (PRESSURE) Sei in terapia per ipertensione arteriosa?	[Sì] [No]
5. Indice di massa corporea (BODY MASS INDEX – BMI)[1] Hai un BMI maggiore di 35?	[Sì] [No]
6. Età (AGE) Hai più di 50 anni?	[Sì] [No]
7. Circonferenza del collo (NECK) Hai una circonferenza del collo maggiore di 40 cm?	[Sì] [No]
8. Genere (GENDER) Sei maschio?	[Sì] [No]

Risultato:
OSAS – Rischio elevato: punteggio tra 5 e 8
OSAS – Rischio intermedio: punteggio di 3 o 4
OSAS – Basso rischio: punteggio tra 0 e 2

La semplicità di questo test risiede nel fatto che la risposta è chiusa, sì o no, a differenza di altri questionari in cui viene chiesto di esprimere una gradualità del sintomo o della sua comparsa.

[1] Body Mass Index = peso/altezza^2.
Esempio: kg. 80/m. $1{,}80^2 = 80/3{,}24$ = BMI 24,69.

Considerazioni

I primi due test sono stati a lungo impiegati sia dagli specialisti sia dai medici di base per cercare di identificare i soggetti a rischio di OSAS o per giustificare gli studi polisonnografici programmati o gli interventi di chirurgia otorinolaringoiatrica già eseguiti.

Come appare evidente, si passa da una ricerca del dato "sonnolenza", più sottolineato con la Scala di Epworth, a un maggiore interesse per il rischio di OSAS con il secondo test.

La metà delle domande di questo secondo questionario, infatti, descrive informazioni che appartengono al rischio cardiovascolare (indice di massa corporea, ipertensione arteriosa, genere, età), mentre le altre sono indirizzate alla predisposizione e agli effetti dell'OSAS (russamento, stanchezza, osservazione del sonno, circonferenza del collo).

La facilità di somministrazione e di lettura di questo test ne fanno un valido candidato per uno screening anestesiologico preoperatorio, ma anche un utile strumento per un'indagine a basso costo e di rapida esecuzione nello studio di un medico di base.

BIBLIOGRAFIA ESSENZIALE

ANGELA, P., *I misteri del sonno*, Mondadori, Milano 1996

CHIALASTRI, A., *Human factor, prestazioni & limitazioni umane*, IBN Ed., Roma 2012

COCCAGNA, G., *Il sonno e i suoi disturbi*, Piccin Ed., Padova 1992

DEMENT, W. C., *Il sonno e i suoi segreti*, Baldini e Castoldi, Milano 2001

OLIVERIO, A., *Prima lezione di neuroscienze*, Editori Laterza, Roma-Bari 2011

PEVERINI, F., *Lo scenario onirico nel paziente con disturbo respiratorio nel sonno*, «Mente e Cura», 2012

SCHENK, C. H., *Sleep. The mysteries, the problems, and the solutions*. Avery, New York 2007

SOLMS, M., *The neuropsychology of dreams*, L. Erlbaum Associates, Mahwah, New Jersey 1997

RINGRAZIAMENTI

Questo libro probabilmente non sarebbe stato ideato e realizzato in questa forma, se non avessi osservato e ascoltato, visita dopo visita e in tante telefonate di pazienti, il progressivo e profondo divario tra i bisogni delle persone nell'ambito dei disturbi del sonno e quanto loro offerto, sia a livello sanitario sia di informazione.

Il primo pensiero va al dottor Cesare Romiti, per l'inesauribile propensione a sostenere nuove sfide.

Ringrazio l'editore che ha creduto nel progetto formativo e ne ha incoraggiato lo svolgimento e lo staff che silenziosamente e con talento ha commentato con lucide osservazioni il lavoro sviluppatosi nel corso di molti mesi.

Naturalmente, un grande ringraziamento va all'insostituibile amico Dario de Marchi, giornalista, responsabile della comunicazione della Fondazione, per il sostegno e i consigli ricevuti durante la stesura. Vorrei ugualmente ringraziare Elisabetta Ornelli, ostetrica, che con pazienza ha contribuito alla fase teorica dello studio polisonnografico in gravidanza. E poi il professor Andrea Nicosia, studioso del web.

A mia moglie Kikka il grazie più affettuoso, esempio costante con il suo lavoro di come sia importante comunicare quello in cui si crede, per avermi incondizionatamente sostenuto nella professione e per la dirittura morale con cui segue il lavoro della Fondazione da lei voluta e rappresentata e infine per le amorevoli baruffe che hanno accompagnato la redazione di questo testo, nelle ore che rimanevano tra i costanti impegni di lavoro e il poco tempo che i medici dedicano alle loro famiglie.

INDICE

Finito di stampare nel mese di marzo 2016 presso
Grafica Veneta – Via Malcanton, 2 – Trebaseleghe (PD)
Printed in Italy

RCS
Libri

ISBN 978-88-17-08718-6